Shiatsu para Amantes

Shiatsu para Amantes

Guía Práctica

Nathan B. Strauss

Grupo Editorial Tomo, S. A. de C. V.
Nicolás San Juan 1043
03100 México, D. F.

1a. edición, septiembre 2001

© *Shiatsu for Lovers*
Nathan B. Strauss
Astrolog Publishing House
P.O. Box 1123, Hod Hasharon 45111, Israel
Tel. 972-9-7412044 E-mail: info@astrolog.co.il
www.astrolog.co.il

© 2001, Grupo Editorial Tomo, S. A. de C. V.
Nicolás San Juan 1043, Col. del Valle
03100 México, D. F.
Tels. 5575-6615, 5575-8701 y 5575-0186
Fax. 5575-6695
http://www.grupotomo.com.mx
ISBN: 970-666-418-1
Miembro de la Cámara Nacional
de la Industria Editorial No. 2961

Traducción: Luigi Freda
Diseño de Portada: Luis Rutiaga
Ilustraciones, Diseño y Formación Tipográfica: Luis Rutiaga
Supervisor de Producción: Leonardo Figueroa

Ninguna parte de esta publicación podrá ser reproducida
o transmitida en cualquier forma, o por cualquier medio
electrónico o mecánico, incluyendo fotocopiado, cassette, etc.
sin autorización por escrito del editor titular del Copyright.
Este libro se publicó conforme al contrato establecido entre
Astrolog Publishing House y Grupo Editorial Tomo S.A. de C.V.

Impreso en México - *Printed in Mexico*

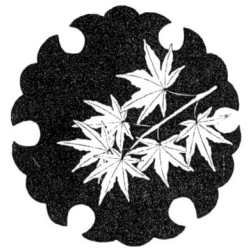

Contenido

Introducción	11
Los Meridianos	13
El efecto del tacto Shiatsu	21
La acción del Masaje en el Cuerpo	25
Los principios de la presión Shiatsu, el Masaje y la Acupuntura	35
La Ética Básica	49
Métodos de presión y técnicas de Masaje	53

Presión vertical – Presión estacionaria – Presión equitativa – Presión de apoyo

Técnicas de Masaje 57

Effleurage – Amasar – Apretón (petrissage) – Rotación – Giro – Frotar-Jalar – Girar-Frotar – Presionar y Jalar – Sacudir – Golpecitos con los dedos – Palmaditas con las manos ahuecadas

– Movimiento de abofetear – Golpe de Hacha
– Jalar la nuca y el cabello – Poner champú
– Masaje neuromuscular en ambos lados de
la columna vertebral – Usar plumas

Puntos esenciales 84

El punto de "Intersección de los Tres Yins" –
El punto "Mar de Sangre" – El punto "Chi
Original" – El punto "Caminar Tres Millas" –
El punto "Órgano de Paso" – El punto "Extremo
Medio" – El punto "Hueso Deformado" – El
punto "Vaso de la Concepción" – El punto
de presión debajo de la rodilla – El punto de
presión en la base de la pantorrilla – El punto
de presión en el lado externo de la pantorrilla
– El punto de presión sobre la rodilla – El
punto de presión en el lado externo del muslo
– El punto de presión en la parte superior del
puente de la nariz – El punto de presión en
la planta del pie – Los puntos de presión
del meridiano del estómago – El punto de
presión del meridiano del hígado – Los
puntos de presión del meridiano del vaso
– Los puntos de presión en la espalda – Los
puntos de presión en la parte superior del
muslo – Los puntos de presión en el oído – Los
puntos de presión en la mano – El punto de
presión entre las cejas – El punto de presión
entre el labio superior y la nariz

**Un masaje empleando Aceites y
Aceites Esenciales** 119

Aceites que excitan Sexualmente 127

Preparación y método de Masaje 133

Consejo para el Masaje 137

Un masaje para excitación Sexual,
  combinado con presiones de Shiatsu 139

Shiatsu para Amantes 153

Técnicas únicas de presión en
  Shiatsu para Amantes 155

  Presión del pulgar – Presión de dedo – Presión
  de "pellizco" – Presión empleando la parte
  carnosa de la mano

Problemas, Enfermedades y Tratamiento 163

  Aliviar calambres y dolores menstruales . . . 163

  Puntos para aliviar síntomas menopáusicos 166

  Puntos para aliviar los síntomas de la
    crisis de la edad madura en los hombres . . . 167

  Frigidez 168

  Puntos preferidos para excitación sexual . . . 170

  Puntos "distantes" para tratar
    problemas sexuales 172

  Los Puntos del Amor:
    puntos que están "cerca" 173

  Puntos para aliviar tensión extrema 175

Historias de Shiatsu para Amantes 179

  Dolor durante la penetración 179

Impotencia, agitación y
crisis de la edad madura 192
Pérdida de la libido como resultado
de dejar de fumar 208
Shiatsu para Amantes
durante la menopausia 215
Falta de satisfacción sexual 219
Eyaculación prematura 225
Problemas de periodos irregulares
y calambres menstruales 235
El problema de bajo potencial para
el placer y débil impulso sexual 243

Introducción

"Shiatsu" es una palabra japonesa que significa "presión de dedo". "Shi" significa "dedo" en japonés, mientras que "atsu" significa "presión". El Shiatsu es, en esencia, una terapia manual que aplica presión estática a diversos puntos y líneas de la superficie del cuerpo. A los puntos se les llama "puntos acu" o "puntos tsubo", y se utilizan en acupuntura.

Las líneas en que se ubican los puntos se llaman "meridianos". Los conceptos de puntos y líneas se pueden encontrar en diversas artes orientales y en la medicina china y japonesa.

Las teorías en que se basan estos métodos curativos (medicina herbal, Shiatsu, acupuntura, acupresión, etc.) se basan casi todas en curar la enfermedad, el problema o el desequilibrio mediante las energías curativas naturales del paciente.

De acuerdo a la medicina oriental, el hombre y la naturaleza son uno, somos lo que comemos, bebemos y por lo que vivimos. Cuando perdemos el equilibrio natural y la armonía entre nosotros y la naturaleza (un estado de equilibrio es lo óptimo), se presenta una enfermedad.

De hecho, quien cura es sólo un "intermediario" que estimula la energía de vida (el "Chi" o el "Ki") del paciente, empleando hierbas medicinales, acupuntura o presión en diversos puntos y líneas de flujo de energía (meridianos). La meta es restaurar el flujo de energía del paciente a su curso natural y armonioso al liberar las obstrucciones mentales y físicas que lo interrumpen y que al final conducen a un estado de enfermedad, que sirve como advertencia de un desequilibrio en el cuerpo. La enfermedad en sí no es en realidad el problema, como una campana de alarma o una luz roja, nos "informa" que el cuerpo no está en un estado de equilibrio. Por esta razón, el tratamiento no necesariamente se concentra en la enfermedad o el problema, sino en el paciente en sí. La persona que cura empareja su trabajo de curación (o con mayor precisión, la estimulación de la energía) con la energía de vida del paciente, con el fin de restaurar la armonía entre el paciente y la naturaleza, y para estimular su poder de curación propia y su energía de vida.

En conformidad con este enfoque, el diagnóstico se hace, y el tratamiento se administra, mediante las manos, sin emplear instrumento alguno. Moxas, las agujas que se utilizan en la acupuntura, y diversos implementos, no se consideran "instrumentos" o "aparatos". Su propósito no es penetrar al cuerpo con "algo nuevo" que no existía ahí previamente, en lugar de eso, simplemente estimular los poderes curativos propios del cuerpo, con el fin de restaurar el equilibrio energético y corregir el flujo de la fuerza de vida en los meridianos. Lo mismo es cierto para el uso de las hierbas medicinales, y para la curación mediante la nutrición y la alimentación correctas, de acuerdo a la condición de la persona. El alimento y las hierbas medicinales no son sustancias extrañas al cuerpo, sino que contienen los mismos componentes que lo forman y constituyen el material básico de nuestro cuerpo.

En Shiatsu, trabajamos con los meridianos, en los que fluye la fuerza de vida: Chi.

En *Shiatsu para Amantes*, nos concentramos en los meridianos (y en ciertos puntos de ellos) que son muy efectivos en el campo del amor, el sexo y la armonía en las parejas. Sin embargo, antes de concentrarnos en *Shiatsu para Amantes*, debemos estar más familiarizados con los principios básicos que forman los fundamentos del Shiatsu, y los fundamentos del masaje (incluyendo el masaje con aceites esenciales).

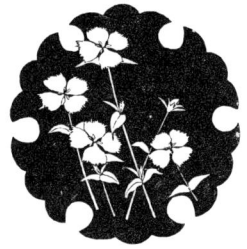

Los Meridianos

Los meridianos son vías para la energía. En nuestro cuerpo, existen muchas "vías" de diferentes tipos. Tenemos vías que transportan impulsos nerviosos (neurotransmisores), tenemos vías que transportan sangre y partículas de alimento, etc. Será más fácil para nosotros imaginar los meridianos, que son vías energéticas invisibles, si comparamos su acción con la forma en que la sangre circula por su cuerpo en venas, arterias y capilares, o la forma en que los neurotransmisores viajan a lo largo de los nervios en nuestro cuerpo.

La diferencia es que los meridianos son vías que transportan energía y fuerza vital (Chi). Pueden describirse como un sistema que es similar al sistema nervioso, pero más delicado y menos tangible. Aquí tenemos que aclarar un punto que es esencial para proceder con nuestra lectura y comprensión. Todo organismo en el universo, así como el universo mismo, consiste en muchas capas diferentes, algunas de ellas "más espesas", es decir, más concretas, más "sustanciales" y perceptibles para nuestros sentidos físicos, y algunas de ellas "más tenues", más delicadas y no siempre visibles o perceptibles para nuestros sentidos "ordinarios". Los meridianos constituyen un paralelo más delicado del sistema circulatorio del cuerpo. El sistema circulatorio es más concreto y sus canales se pueden ver con el ojo desnudo y sentirse físicamente; el sistema nervioso es "más tenue" y más delicado, de manera que necesitamos un microscopio para distinguir sus partes pequeñas y tenues, y un microscopio electrónico para discernir las partículas, como neurotransmisores, que pasan a través de él. La red de meridianos es incluso más fina, y los instrumentos que nos permitirán discernirlos se están desarrollando.

La red de meridianos consiste en numerosas vías que recorren a lo largo y ancho el cuerpo y que, como en el sistema nervioso, en que existen centros nerviosos principales, existen puntos meridianos que constituyen centros de energía en las intersecciones de las vías.

De acuerdo a la medicina china, existen numerosas vías y vías secundarias, pero sólo las 26 vías principales (12 pares en cada lado del cuerpo y dos vías individuales). Éstas son las que se emplean en Shiatsu y acupuntura china. Chi, la energía de vida, fluye a través de los meridianos, y de allí a la médula espinal, los nervios y millones de pequeñas vías que conducen la energía. Se considera a la médula espinal como el eje principal en torno al cual existe energía electromagnética.

El polo norte de la energía humana se localiza en la "base" del cerebro (apenas antes de empezar la primera vértebra del cuello), y el polo sur se localiza en el extremo de la columna vertebral. Como las vías de energía fluyen en forma paralela, existe una relación interactiva entre ellas, en la que se refuerzan y energizan unas a otras. Esto incrementa la fuerza del campo electromagnético. Con el fin de preservar este proceso de refuerzo y estimulación mutua, los flujos de energías deben ser normales y armoniosos.

Con el fin de comprender la creación de un estado armonioso o falto de armonía, debemos tomar en cuenta los factores que ya hemos mencionado: la importancia del estado de armonía entre cuerpo, mente y espíritu, además del sistema de enlaces energéticos constantes entre nosotros, nuestro entorno y la naturaleza, y entre nosotros y la energía universal. La conciencia de la persona opera este sistema energético, exactamente de la misma manera que activamos nuestros pensamientos y sentimientos. Enlaza el cuerpo, la mente y el espíritu, y lo activa la energía de vida de la persona, que controla y comprende su vida con la ayuda de los medios de su conciencia. Cuando estamos en un estado de armonía espiritual con el universo, logramos un flujo armonioso en nuestro cuerpo, mente y espíritu, y nuestro campo electromagnético aumenta en consecuencia.

Por medio del masaje, el Shiatsu y diversas técnicas curativas, podemos liberar barreras energéticas que pueden suceder en este sistema, equilibrar situaciones de carencias en el sistema o estados de bloqueo.

¿Qué es la fuerza de vida que fluye por los meridianos? La fuerza de vida, que también se llama Chi, Ki, Prana y otros nombres, es la fuerza dinámica (activa, creativa) que da vida al cuerpo. Es la fuerza que protege cada parte del organismo y asegura su funcionamiento armonioso y equilibrado.

En la medicina occidental, la fuerza de vida se llama "homeostasis". Ejemplos de mecanismos homeostáticos en el cuerpo son: (a) temperatura corporal, en la que el cuerpo tiene un equilibrio de acuerdo a su medio ambiente y a las necesidades internas mediante gran cantidad de mecanismos de equilibrio, y (b) el equilibrio de pH (ácido-base); lo normal es que el cuerpo tienda ligeramente hacia lo básico. En una situación anormal, el cuerpo activa gran cantidad de mecanismos para restaurar el equilibrio, mediante los sistemas respiratorio y metabólico (por ejemplo, mediante los riñones). Cuando existe demasiada acidez, la condición se puede equilibrar mediante el sistema respiratorio, el cuerpo secretará más bióxido de carbono, y mediante el sistema metabólico, los riñones reciclarán las moléculas básicas y, por supuesto, también hará la acción contraria.

Una de las metas del masaje Shiatsu es reforzar y fortalecer la fuerza de vida y el flujo correcto y natural de los meridianos, mientras liberamos y destapamos las obstrucciones a la energía y equilibramos las condiciones de exceso y carencia. Por supuesto, restaurar el equilibrio del cuerpo no sucede sólo en un nivel físico, sino también en el nivel emocional, mental y espiritual.

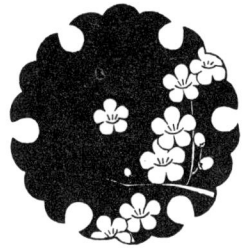

El efecto del tacto Shiatsu

Las ventajas del tratamiento con el tacto Shiatsu, en especial, con el *Shiatsu para Amantes*, son numerosas. Constituye un modo efectivo de tratamiento que ayuda al paciente a lograr la salud y el equilibrio óptimos. En primer lugar, el tacto Shiatsu estimula el movimiento de Chi, la fuerza de vida, y la energía, en el cuerpo del paciente. Éste es el primer procedimiento que utilizamos para ayudar al paciente a recuperarse y llevarlo a un estado de salud óptima. Ayuda a estimular el movimiento de la sangre y mejora la circulación sanguínea. Su efecto en el sistema nervioso es importante; ayuda a calmarlo o a estimularlo, de acuerdo a lo que se necesita y propone, y de esta forma, junto con la influencia del sistema muscular, ayuda significativamente al paciente a alcanzar un estado de tranquilidad física y mental, y es útil para reducir y liberar la tensión. Además, el tacto Shiatsu induce un estado de estabilidad emocional y fisiológica en el paciente, y lo ayuda a lograr la conciencia física, que le permite "comprender" su cuerpo y familiarizarse con él. Mediante este mecanismo, el Shiatsu refuerza tanto el cuerpo como el alma. Naturalmente, cuando combinamos masaje con Shiatsu (que se concentra en ejercer *presión* en los puntos), tenemos un masaje Shiatsu cuyas ventajas pueden ser numerosas.

En forma específica, el masaje Shiatsu es maravilloso para tratar diversos problemas de la espalda, espasmos musculares, rigidez del cuerpo y de las articulaciones; ayuda a aumentar la flexibilidad del cuerpo y de las articulaciones, alivia diversos dolores, como los de cabeza, de estómago, de los hombros, rigidez del cuello, etc., y da alivio a los problemas menstruales.

En otras palabras, Shiatsu (no sólo en la forma de *Shiatsu para Amantes*) es apropiado para tratar 40 por ciento de las causas de problemas y mal funcionamiento en una vida sexual activa. Además, el Shiatsu mejora el flujo de sangre, que es responsable de causar 25 por ciento de los problemas en el sexo. La importancia del *Shiatsu para Amantes* se basa en el hecho de que se concentra en el sistema sexual y es efectivo para resolver cerca del 90 por ciento de los problemas que se presentan en él. El Shiatsu también es excelente para aliviar el dolor y resolver problemas que surgen del trabajo difícil, la actividad atlética y otras actividades que agotan el cuerpo, de una u otra forma. Como el masaje Shiatsu mejora el flujo general del cuerpo (el flujo de sangre y el de energía), libera obstrucciones energéticas y físicas, y estimula el Chi, la energía de vida, es una técnica maravillosa para impedir muchas enfermedades comunes. De esta forma, también fortalece el sistema inmune, causando que el paciente se sienta más calmado en general en su vida diaria, y mucho mejor en lo físico.

La acción del Masaje en el Cuerpo

Muchas personas están familiarizadas con el maravilloso sentimiento físico posterior a un masaje refrescante y saludable. Se relajan los músculos rígidos, duelen menos las zonas adoloridas, y mejora nuestra sensación general. El masaje tiene un efecto benéfico en la circulación de la sangre y en la limpieza y excreción de las toxinas de nuestro cuerpo; de esta forma, afecta todo el organismo.

Un aspecto muy importante que maneja el masaje es la reducción de la tensión. Como las acciones físicas del masaje se conocen mejor y también se sienten de manera inmediata y tangible después del tratamiento, nos concentraremos en el efecto de la reducción de la tensión, que es un efecto acumulativo, cuyas facetas no se manifiestan todas de inmediato (excepto, por supuesto, por la agradable sensación psicológica que sigue directamente al masaje). La reducción de la tensión es muy importante para la salud física y mental de la persona, y en especial, para la calidad de sus relaciones amorosas y vida sexual. En el pasado, no se consideraba muy grave la tensión y la importancia de la reducción de la tensión no ocupaba un lugar elevado en la lista de prioridades. En la actualidad, muchos practicantes, médicos e investigadores han llegado a la conclusión de que una de las principales causas de daño al sistema inmune, además de serlo para las funciones del cuerpo como un todo, es la tensión.

La tensión es un concepto bien comprendido y común en nuestra sociedad contemporánea orientada a los logros. Las tensiones diarias a que se someten las personas son enormes y la posibilidad de encontrarse en situaciones de tensión existe en el área de trabajo, en las carreteras, en el hogar... de hecho, casi en todas partes. La tensión es, en esencia, un fenómeno físico que es controlado por el sistema nervioso.

El proceso emocional que causa tensión activa mecanismos físicos, nerviosos y hormonales. Estar constantemente en situaciones de tensión agota al cuerpo como resultado de la activación repetida y persistente de estos mecanismos, los cuales, desde un punto de vista evolutivo, tenían la finalidad de ayudarnos en situaciones que amenazaran la vida, de manera que hicieran más efectiva nuestra acción de ataque o escape. Sin embargo, en la actualidad se activan una y otra vez en muchas personas durante todo el día. Situaciones como retrasarse en el trabajo, las disputas domésticas, las presiones de estudio, las demandas excesivas de los hijos, conducir, las presiones financieras, etc., crean tensión y gradualmente debilitan los sistemas del cuerpo.

En una u otra forma, toda terapia holística, al igual que los métodos curativos orientales, se involucra con la idea de reducir la tensión de manera que mejore la condición general del paciente. Es sorprendente la magnitud en que un tratamiento que ayuda a reducir el nivel de tensión del paciente puede ayudarlo en todo aspecto de la vida, mientras lo fortalece mental y físicamente, y redirige las energías que se estaban invirtiendo en los factores de la tensión y les hace frente en vías útiles y benéficas.

Estar en un estado constante de tensión puede agotar a la persona mental y físicamente, exponerla y causarle diversas enfermedades. Es bien sabido que existen muchas enfermedades cuya correlación con el nivel de tensión del paciente es directa y obvia. Otras enfermedades se vuelven considerablemente más serias por la tensión. Entre las enfermedades que se sabe tienen una alta correlación con la tensión psicológica están el asma, diversos trastornos menstruales, problemas del sistema inmune (alta susceptibilidad a infecciones, etc.), hipertensión, úlceras, diabetes, artritis reumatoide, colitis, dolor de cabeza y migraña, cáncer, enfermedades cardiacas, trastornos de los vasos sanguíneos, soriasis y muchos otros males; además de problemas como impotencia, frigidez, vaginismo, eyaculación prematura y otros problemas relacionados con la relación sexual y la relación entre los miembros de una pareja.

El masaje, y más aún con el masaje con aceites esenciales, tiene un papel efectivo y significativo en reducir la tensión. Las personas que están bajo tensión constante (y lo cual es, por supuesto, un sentimiento subjetivo), de tener una enorme carga de trabajo, de cumplir con programas muy ajustados, etc., necesitan masajes en forma regular, al menos una o dos veces a la semana, con el fin de evitar daños futuros a su cuerpo causados por la tensión. A veces, la gente se pregunta cómo es posible que una persona de cincuenta años de edad, que no fuma, come alimentos saludables y que incluso trota en la playa dos veces a la semana, sufre un ataque cardiaco. En esta pregunta se olvidan de relacionar las situaciones acumulativas de tensión que la persona experimenta durante el curso de su vida: situaciones que tienen una alta probabilidad de dejar su marca en el cuerpo muchos años después.

Debemos recordar que toda enfermedad física tiene un aspecto psicológico. Con frecuencia, la enfermedad es una expresión de diversos procesos mentales, conscientes e inconscientes. Debemos aprender a identificarlos y usar el Shiatsu para liberar el alma y liberar las obstrucciones emocionales que causan la paralización. Cuando tratamos el aspecto psicológico, permitimos que la energía de vida fluya con más facilidad, y en esta forma, ayudamos al cuerpo a recuperarse.

A menudo, podemos discernir una cadena de eventos negativos que causan la enfermedad, ya sea a nivel mental o físico; en la mayoría de los casos, encontraremos que la situación está mal en ambos niveles. Por ejemplo, la cadena de eventos negativos puede comenzar con una situación de tensión o trauma que causa que la persona forme una actitud negativa hacia la vida o hacia una situación particular. La actitud negativa, una falta de confianza en la vida, constituye la razón más extendida para el insomnio. Cuando la persona tiene dificultad para dormirse por una alto nivel de tensión, miedo al mañana o inhabilidad para relajarse, la fatiga se acumula y deja marca en ella; se siente demasiado exhausta para participar en cualquier actividad física, incluso el simple caminar. Trata de equilibrar este estado de fatiga con alimento, café u otros estimulantes y empieza a sentirse pesado y apático por un círculo vicioso que se ha creado.

Cuando se añade ansiedad, depresión, miedos existenciales, preocupaciones financieras o ansiedad por la familia, se exacerban los problemas para dormir, y al mismo tiempo, se debilita el sistema inmune. La acción del sistema nervioso se desequilibra cuando se debilita el sistema inmune. La persona experimenta una sensación general de malestar, que trata de compensar al fumar, beber demasiado café "estimulante", comer irregularmente, etc. Esta situación puede culminar en el descuido de la higiene del medio ambiente, física y mental, lo cual, por supuesto, agrava los problemas emocionales. La persona puede sentirse apática en esta etapa y no se siente con ganas de hacer diversas acciones, pasarla bien o ver otras personas; se encierra aún más en el círculo vicioso.

Cuando añadimos a la cadena de eventos negativos una situación de debilidad física en uno de los sistemas del cuerpo, problemas hormonales o falta de equilibrio hormonal, además de menopausia, síndrome premenstrual u otros síntomas premenstruales, tenemos una carga aún más pesada.

En situaciones de falta de equilibrio físico o mental como éstas, una enfermedad o problema puede ocurrir en uno de los sistemas del cuerpo de la persona, por lo general, en el que esté más débil en esa persona. Por ejemplo, cuando el sistema inmune es vulnerable, se presentan infecciones virales y bacterianas. Por desgracia, la mayoría de las personas sólo se da cuenta de la formación de la cadena psicofísica de eventos negativos después de que se presenta una enfermedad en un sistema corporal que fue incapaz de soportar la carga.

Cuando nos damos cuenta de la cadena de eventos negativos, a menudo descubrimos presión, tensión o diversos estados de desequilibrio emocional o mental en uno de sus vínculos primarios.

En la mayoría de los problemas sexuales que se describen en este libro, existe un vínculo primario que incluye situaciones de tensión. En estos casos, que están tan difundidos, nuestra primera meta es inducir un estado de calma y relajación en el paciente. El masaje es una de las formas más maravillosas de aliviar la carga, y constituye uno de los primeros pasos hacia romper la cadena de eventos negativos.

Cuando nos proponemos tratar a una persona que sufre por una cadena de eventos negativos como la que se describió antes, debemos prestar atención a su estado nutricional y estar atentos a los nutrientes que falten, a una dieta diaria inadecuada, al consumo de alimentos inapropiados o al abuso de estimulantes, como la cafeína; todo esto se debe cambiar por alimentos saludables y fortificantes. La actividad física saludable también es una etapa necesaria o efectiva en el tratamiento completo de una persona. Lo que es más, tenemos que dirigir la atención de la persona a su actitud hacia la vida. Una actitud deprimida, enojada o amargada no ayuda en lo más mínimo a romper la cadena de eventos negativos.

Durante el masaje, cuando ayudamos a la persona a sentirse calmada y relajada, permitimos que su cuerpo y mente descansen y empiecen el proceso de equilibrarse y acumular energía y fuerza renovada. La renovación de los suministros de energía conducirá a mejorar la actividad durante el día, a aumentar el nivel de motivación general y la motivación para tratarse ella misma (lo cual es muy importante cuando se necesita un programa de actividad física, cambios nutricionales, dieta, etc.), y a tener un sueño mejor y más satisfactorio. Dormir mejor fortalece los poderes curativos del cuerpo, ayuda a cambiar la actitud de la persona hacia lo que la rodea, crea una sensación mejor, en general, y más calmada, y reduce el nivel de tensión diaria, nerviosismo y presión.

Cuando el estado de ánimo de la persona es bueno, aumenta y fortalece su motivación para equilibrar su condición mental y física y es capaz de hacer frente a problemas y tareas en una forma calmada, efectiva y libre de tensión. Incluso aumenta su motivación para hacer cambios nutricionales, además de dedicarse a actividades físicas, en actividades en el exterior, en pasatiempos y en lo que sea que la haga sentirse mejor y más sana.

Cuando la persona se permite disfrutar los placeres benéficos de la vida, come correctamente y se dedica a actividades físicas, logra un cuerpo más sano y obediente, y un estado mental más calmado y equilibrado.

Todo esto, junto con la reducción de los niveles de tensión diaria, en especial mediante el masaje Shiatsu de forma regular al menos una o dos veces a la semana, fortalecen el sistema inmune y los poderes curativos del cuerpo. Junto con los esfuerzos de la persona y su motivación para mejorar su estilo de vida, hábitos y actitud general ante la vida, aumentamos significativamente su posibilidad de curarse y recuperar por completo la salud.

Aquí añadiré que el aspecto de la vida en que vemos el cambio más significativo es en el campo del sexo y el amor (y en el plano físico, la mejoría más significativa es en la presión sanguínea). Por lo tanto, cuando queremos efectuar un cambio en el campo del amor y el sexo, nos concentramos en dar masaje a los puntos del *Shiatsu para Amantes* (que se discutirá más adelante).

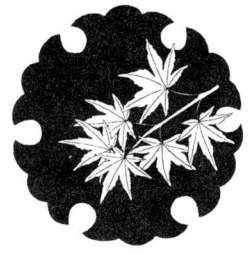

Los principios de la presión Shiatsu, el Masaje y la Acupuntura

Durante los muchos años en que maestros y practicantes de Shiatsu, acupuntura, masaje y curanderos que sanaban mediante el tacto, practicaban sus artes, se formuló gran cantidad de métodos de tacto, presión y masaje, y se descubrió que eran especialmente efectivos.

Presentaremos varios métodos de presión y tacto que son fáciles de aplicar y tienen efectos benéficos en el cuerpo y en la mente. Algunos fueron desarrollados y descubiertos por expertos de Shiatsu, otros por expertos en acupresión y masajes.

En el masaje Shiatsu, la creatividad, la intuición, la sensación del experto cuando toca al paciente y la sensación del paciente (el tipo de tacto que es agradable para él, la fuerza, la intensidad y la profundidad) son los aspectos que deben guiar al practicante, profesional o aficionado, en su camino al tratamiento. Estos principios se deben recordar cuando nos administramos el tratamiento a nosotros mismos.

Se recomienda mucho que probemos varias técnicas de presión en nuestro cuerpo antes de tratar a alguien más. De esta forma, nos familiarizamos con el carácter de las diferentes formas de presión y masaje, su acción y su efecto en la mente y el cuerpo. Probarlas en nosotros es una de las mejores formas para que el practicante logre una comprensión más profunda, más sensible y más consciente del cuerpo del paciente.

Cuando nos proponemos administrar el tratamiento empleando el tacto, la presión y el masaje, tenemos que recordar una regla muy importante. Entre más proceda la presión de una "fuente de energía" más fuerte en el practicante, menos fuerza se necesita del cuerpo del mismo. Es decir, cuando la presión se aplica sólo con las manos, es necesario presionar con más fuerza, ya que sólo se activan los músculos de las manos. Esto exige mucha más fuerza y es posible que el practicante se agote o desgaste rápidamente. Lo que es más, produce presión que es menos firme y pareja. En contraste, cuando usamos el peso de nuestro cuerpo y la presión procede de la base del cuerpo, la pelvis, que es el poderoso punto de equilibrio del cuerpo, en especial cuando el paciente está recostado en el piso, o cuando está recostado en una mesa para masajes a una altura que es correcta para el practicante, la presión se puede aplicar en forma más efectiva. Es posible aplicar presión, que en última instancia emana de las manos del practicante, empleando los músculos del hombro, la región abdominal y la pelvis, e incluso usar el peso del cuerpo en una forma apropiada, teniendo cuidado de no pesar demasiado en el paciente, con el fin de crear la presión deseada en el cuerpo del mismo.

Incluso cuando usamos sólo los dedos para aplicar la presión a los puntos Shiatsu, es importante darse cuenta de la fuente o sistema muscular con que estamos produciendo la presión y encontrar la posición en que podemos aplicar la presión más constante y equilibrada que no canse las partes del cuerpo que llevan a cabo el masaje y la presión.

Es muy importante darnos cuenta de la estructura física y condición del paciente. Si es delgado, débil, frágil o muy sensible, aplicamos una presión ligera y delicada. Esto es muy importante cuando se trata a personas de edad y a niños. La mejor forma es ser conscientes y escuchar el cuerpo del paciente.

No es menos importante escuchar su opinión... preguntarle cómo se siente y si la presión es apropiada, correcta y agradable. De manera similar, cuando tratamos a personas más fuertes o pesadas, podemos tener que aplicar más presión. Por supuesto, escuchamos el cuerpo del paciente.

Cuando la presión es demasiado fuerte, a veces es posible discernir una pequeña contracción, que expresa cierta resistencia. Es probable que esta resistencia ocurra por diversas razones, algunas de las cuales son únicas a un paciente. Antes de que describamos los métodos de presión, masaje y tacto, explicaremos diferentes razones que pueden producir resistencia al tacto. Algunas de ellas parecen ser muy simples y otras son más complejas, pero al final, todas tienen el mismo efecto. Cuando el paciente reacciona al tacto del practicante con resistencia, o con una "contracción", significa que existe una falla seria en el proceso del tratamiento. En un caso así, la efectividad del tratamiento disminuye. Entre mayor sea la resistencia, menos efectivo será este.

Manos frías: Cuando las manos del practicante están frías y las pone en el cuerpo expuesto del paciente, su cuerpo se contrae de inmediato y naturalmente como resultado del tacto frío. Esta contracción, por supuesto, contradice uno de los principios principales del masaje: relajar y calmar el cuerpo del paciente. Bajo ninguna circunstancia se debe permitir que surja una situación como ésta. Antes de tocar el cuerpo del paciente, es importante que el practicante primero se caliente las manos.

Una habitación fría o una sensación general de frío: Esta situación también puede hacer que el cuerpo del paciente se contraiga. Los sentimientos de calor o frío son individuales, hay pacientes que son menos sensibles al frío y otros que son más sensibles. En cualquier caso, durante el masaje, en especial si el cuerpo está parcial o totalmente expuesto, es posible que la sensación de frío haga que el cuerpo del paciente se contraiga en una forma que hace que el trabajo del practicante sea muy difícil (¡incluso si no se da cuenta o no lo siente!). Además, es probable que tenga temblores internos y disminuyan la efectividad del tratamiento, distraigan al paciente y eviten la curación. Lo que es más, reducen en gran medida la capacidad del cuerpo para relajarse y tranquilizarse, así como la capacidad del paciente para rendirse a la tranquilidad mental, factores que son muy importantes para la efectividad del tratamiento y la reducción de la tensión.

Por esta razón, es muy importante asegurarse que la habitación se caliente antes del tratamiento durante el otoño o el invierno, o en la tarde, cuando hace más frío. Bajo ninguna circunstancia debe haber una ventana abierta por la que pueda soplar el viento en el paciente, cuando su cuerpo está expuesto, a menos que sea verano y el clima sea cálido y el viento sea ligero y suave, y no sea directo.

Es muy importante asegurar que esté tapada cualquier parte del cuerpo del paciente que no se esté tratando. No sólo es importante para impedir resfriados o la sensación de frío en el cuerpo expuesto, sino que impide que el paciente se sienta incomodo. Cuando una de las partes de su cuerpo está expuesta y desnuda, pero el practicante la está tocando, masajeando, sosteniendo o calentando, la sensación de desnudez no debe molestar al paciente (a menos que tenga algún tipo de problema con el tacto y la exposición, que es una situación distinta). En contraste, es muy natural que una parte del cuerpo expuesta y que no se está tratando cause que el paciente experimente una sensación de exposición desagradable e incomodidad.

En el *Shiatsu para Amantes* o en un masaje erótico, que llevan a cabo las parejas, la actitud hacia la parte expuesta del cuerpo que no se está tocando en ese momento es muy diferente, ya que es distinta la meta final del masaje (por supuesto, aparte de calmar y relajar el cuerpo).

Hablando en general, es una situación de dos personas que están más abiertas una a otra desde el punto de vista del deseo por tocar, además de la meta reconocida del masaje.

Con el fin de prevenir una situación de una parte del cuerpo expuesta y fría, toda parte que no se esté tratando o masajeando debe cubrirse con una toalla o una cobija delgada. También, después de terminar de dar masaje a una parte, se debe cubrir de inmediato con una toalla (o una cobija en invierno) con el fin de impedir que los músculos que acaban de someterse a un proceso de relajación se enfríen y para asegurar que el calor interno del cuerpo continúa el efecto causado por el tacto y el masaje.

Presión que es demasiado fuerte: En diversos métodos de tratamiento, incluyendo el Shiatsu, el practicante utiliza el peso de su cuerpo para crear una presión uniforme, profunda y significativa en los tejidos del paciente. Se debe tener cuidado para asegurar que la presión no sea demasiado fuerte, ya que es dolorosa y puede interrumpir el avance del tratamiento. En el masaje, la presión que es demasiado fuerte, o la "penetración" que es demasiado rápida en los tejidos del paciente mediante los dedos, en especial en un lugar que ha estado rígido por demasiado tiempo, es probable que logre el efecto contrario. El cuerpo del paciente puede manifestar resistencia al tacto agresivo y contraerse aún más, con lo que se hace más difícil el trabajo del practicante. Por esta razón, es de primordial importancia "escuchar" el cuerpo del paciente y prestar atención concentrada a las respuestas al tacto.

Presión superficial, presión que es demasiado ligera o que da comezón: Los movimientos temblorosos de las puntas de los dedos y un suave movimiento de caricia o incluso un cosquilleo ligero son apropiados y agradables durante un masaje cuya meta sea la excitación sexual; sin embargo, durante un masaje terapéutico, pueden crear una sensación desagradable en el paciente al estimular sus terminaciones nerviosas en una forma molesta. En un masaje terapéutico, es muy importante que el movimiento sea firme y de la fuerza correcta. A veces, cuando la presión es muy débil, el paciente percibe que la presión es insuficiente y anhela una presión más sólida. Como resultado, su sensación de relajación y tranquilidad pueden debilitarse. Por esta razón, es importante asegurar que la presión no es demasiado débil. No debemos ser tímidos al preguntar a una persona cuyo cuerpo y necesidades todavía no conocemos muy bien, si la presión es demasiado leve, demasiado fuerte o apropiada y pide que te indique si quiere una presión más fuerte o suave.

Uñas largas: En el masaje terapéutico, las uñas largas sólo pueden ser un fastidio. Aunque hay practicantes experimentados y profesionales (principalmente mujeres) que con los años han aprendido diversas formas de administrar el tratamiento sin cortarse las uñas. Las uñas sin cortar limitan significativamente al practicante, ya que no se pueden llevar a cabo muchas técnicas sin lastimar al paciente.

Cuando un dedo tiene que penetrar a los tejidos más profundos, una uña sin cortar dejará una marca roja en el cuerpo del paciente y es posible que lo lastime o rasguñe. Lo mismo sucede con la técnica de presión, y con otras técnicas, en las que las uñas largas estorban y pueden arañar el cuerpo del paciente. Una persona que quiere llevar a cabo un masaje perfecto, profesional y agradable, sin interrupción alguna, haría bien en cortarse las uñas. Por supuesto, las uñas pueden arañar el cuerpo del paciente por error en cualquier momento; esto no es agradable y causa que el cuerpo del paciente se resista al tacto rápida e intensamente. Por supuesto, en *Shiatsu para Amantes*, cuando los participantes son conscientes del asunto de las uñas (y en cualquier caso, no estén llevando a cabo un masaje terapéutico), existen muchas formas de producir placer por las uñas largas e incluso de rasguños ligeros.

Presión intensa en áreas contraídas: A veces, durante el masaje encontramos áreas que están muy tiesas. En ocasiones, esta tensión surge de una postura incorrecta, por estar sentado mucho tiempo, por la naturaleza del trabajo de la persona, por cargar objetos pesados y levantarlos de manera incorrecta, etc. Muchos practicantes quieren "penetrar" a esas áreas con un dedo o la palma con el fin de "romper" la rigidez y la tensión. Sin embargo, estos casos se deben tratar en la forma opuesta: con suavidad y lentitud.

Cuando un área está muy tensa, es naturalmente sensible y dolorosa. La presión agresiva, en especial con un dedo, tendrá el efecto opuesto y el área se contraerá aún más; esto tiene muchos efectos negativos. La tensión hace que sea más difícil que el practicante libere el área, el paciente tiene "miedo" físico, se deterioran su calma y relajación, y otras áreas pueden contraerse de nuevo. Aparte de la falta de efectividad de la acción, el paciente sufre angustia e incomodidad. A veces, al practicante le parece que como resultado de la aplicación de fuerza a la zona rígida y "agarrotada", ha logrado "liberarla". No es así. Incluso si parece que el lugar se ha liberado después de una acción agresiva, es posible que se contraiga y vuelva al estado previo en segundos.

La forma correcta es aplicar una presión muy ligera, constante y suave al área contraída y penetrarla en forma ligera y firme. Esto es especialmente importante en el *Shiatsu para Amantes*. Al trabajar de esta forma es probable que se requiera más tiempo, pero si se adopta este método, las posibilidades de liberar el área contraída son mucho mayores, y no se perjudica la serenidad y relajación del paciente.

Presión en huesos y vértebras: Algo muy natural es que el cuerpo del paciente manifestará mucha resistencia y de forma justificada. *No aplicamos presión directa a vértebras, costillas o huesos.* El masaje Shiatsu se lleva a cabo entre ellos, en los tejidos suaves y en los músculos de manera suave y consciente. Cuando se aplica presión a huesos, costillas o vértebras, el cuerpo del paciente (y el paciente mismo) expresará una resistencia consciente.

"Presión" que es demasiado fuerte: Una de las técnicas que se emplea en el masaje es la presión, que se discutirá en mayor amplitud más adelante. A veces, la acción de presión es demasiado fuerte y lastima al paciente. De nuevo, es importante escuchar al cuerpo del paciente y asegurar que este movimiento no lo lastima. La presión no tiene que ser muy profunda. Debe ser muy ligera, "sujetando" una cantidad de tejidos que no estén muy profundos, sin aplicar

demasiada fuerza. Con el fin de aumentar la efectividad de la técnica y disminuir la incomodidad que puede presentarse, el practicante debe llevar a cabo la acción de presión con una pequeña cantidad de aceite para masaje. Utilizar demasiado aceite perjudica la aplicación de la técnica, ya que la piel puede estar demasiado resbalosa bajo los dedos del practicante y tampoco es agradable para el paciente.

El miedo al tacto del paciente: Existen muchos pacientes cuyos cuerpos tienen miedo en forma consciente o inconsciente al tacto. Esto es común, ante todo, cuando el paciente no conoce al practicante. En segundo lugar, cuando el paciente no ha recibido un masaje o cualquier forma de terapia de tacto desde hace mucho y necesita algo de tiempo para acostumbrar su cuerpo a que lo toquen. Además, existen pacientes que, en lo profundo de su subconsciente, tienen diversas barreras respecto al tacto.

En *Shiatsu para Amantes,* este miedo al tacto puede destruir todo el masaje. En cualquier caso, cuando tocamos el paciente y sentimos que el paciente no está totalmente cómodo con el tacto, o se tensa cuando se le toca, es importante detener el procedimiento y tranquilizarlo. Esto se puede hacer "extendiendo" los movimientos (de preferencia, empleando aceites), movimientos largos, lentos y circulares de toda la palma en la espalda del paciente. Es importante lograr que se acostumbre poco a poco al tacto de nuestra mano.

A veces, es posible que lleves a cabo este tipo de "masaje preparatorio" que incluye movimientos como el effleurage, que se comentará más adelante, por bastante tiempo, incluso 20 ó 30 minutos, cuando el paciente no está acostumbrado al tacto o le tenga miedo. Si empezamos a "penetrar" los tejidos blandos usando diversas técnicas o se emplean técnicas más "agresivas", el paciente puede sentirse incómodo.

Las técnicas de presión Shiatsu, en que se emplea tacto firme y lento con toda la palma y se concentra en un punto por siete a diez segundos, también puede permitir que sea más fácil para el paciente familiarizarse con nuestro tacto, como compañeros o practicantes y calmarse y relajarse.

Timidez a exponer el cuerpo: Es muy natural que cuando se trata de un masaje de cuerpo entero, muchos pacientes no se sientan cómodos al tener que exponer su cuerpo. (Este tema es muy importante en el *Shiatsu para Amantes*.) Por esta razón, se les debe facilitar el procedimiento en todas las formas posibles. Puede haber un biombo detrás del que se puedan desnudar, además de batas apropiadas que se puedan poner. Si no tenemos un biombo, debemos dejar el cuarto mientras el paciente se desviste y dejarle una toalla, de manera que pueda recostarse en la cama o sofá para tratamiento tapando la parte inferior o todo el cuerpo. Levantamos la toalla para exponer la parte con que se está trabajando, por partes. Las pacientes femeninas que no se sientan cómodas con quitarse el sostén o las pantaletas pueden dejarse puesta la ropa interior o usar pantalón corto y abrirse el sostén sólo cuando se les da masaje en la espalda. Los pacientes masculinos pueden dejarse la ropa interior o usar calzoncillos flojos. Cuando una paciente femenina se da la vuelta y se pone de espaldas para que se le dé masaje en el pecho y el abdomen, se puede poner una toalla angosta en el pecho para que no se sienta incómoda.

En un masaje de orientación sexual, con el fin de hacer más agradable el masaje, para facilitar la sensación de goce y la liberación de la pareja que recibe el masaje, y también para prolongar el procedimiento de masaje con el fin de aumentar el placer, es posible comenzar cubriendo las zonas íntimas y descubrirlas en el momento "correcto" y más apropiado.

Aceites: Cuando llevamos a cabo un masaje con aceites, debemos prestar atención a diversos aspectos. Es muy importante verificar que el aceite es del gusto del paciente y no lo irrita, pica o le da comezón, ya que perjudica su relajación y serenidad, y se debilitará una parte significativa de la efectividad del tratamiento. No siempre es posible poner aceite en el cuerpo del paciente.

Aunque puede ser muy agradable durante un masaje erótico, puede perturbar al paciente durante un masaje terapéutico y la sensación inesperada de una sustancia húmeda y aceitosa puede "sobresaltar" al cuerpo.

Debemos esparcir el aceite o la crema en nuestras manos, calentarlo frotándonos las manos y sólo entonces esparcirlo por el cuerpo del paciente. En días invernales, esto es muy importante y a veces es buena idea calentar el aceite ligeramente antes de empezar el masaje. Cuando se utiliza crema para masajes, extenderla directamente sin calentarla entre las manos antes puede causar una sensación de frialdad inesperada y desagradable en el cuerpo del paciente ya que la crema es más fría que el aceite para masajes.

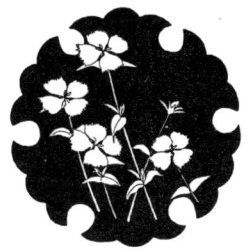

La Ética Básica

$\mathcal{E}$s importante enfatizar un hecho que es totalmente obvio. Bajo ninguna circunstancia y por absolutamente ninguna razón se debe llevar a cabo un masaje erótico en una persona que no está preparada para él, que no se le ha informado al respecto y no está interesada.

Aparte de la posibilidad de ser demandado, por supuesto, tanto el aumento de "energías sexuales" y de cualquier tipo de excitación sexual durante el tratamiento está totalmente prohibido cuando la meta del masaje no es erótica y no han consentido en ello ambas personas.

Por desgracia, a veces se encuentran practicantes impropios que consideran al masaje como una forma de excitar sexualmente al paciente (por lo general, involucra un masaje de aficionado, que no se realiza con el propósito de terapia física sino más bien para calmar y relajar.) Esto es reprensible desde el punto de vista profesional, moral y humano.

El masaje no se debe usar para llevar a cabo manipulaciones físicas y emocionales. La meta del masaje es dar y no "tomar", y deben ser absolutamente claros los deseos y expectativas de la persona respecto al masaje que está a punto de recibir.

Una persona que realiza un masaje en otra persona sin el consentimiento previo de que la meta del masaje es excitarse uno a otro sexualmente, y se da cuenta de que *ella misma* se ha excitado sexualmente por el contacto con el cuerpo desnudo o la vista del mismo, está obligada a detener el masaje de inmediato. Esto se debe a que no está ayudando o curando, sino causando daño. Por último, esto conducirá a fricciones entre ella y el paciente, y a un abuso de confianza; desde el punto de vista de la energía, habrá algún tipo de respuesta que dañará a quien llevó a cabo el masaje inmoral.

Recuerda que la descripción del masaje que utiliza el método de *Shiatsu para Amantes*, la cual aparece más adelante no es apropiada para la primera cita, sino más bien para parejas que saben qué esperar una de la otra y lo hacen por placer mutuo, con consentimiento total y consciente.

El Shiatsu se lleva a cabo como autotratamiento (cuando el practicante y quien recibe el masaje son la misma persona) o como Shiatsu aficionado, en que se tiene un practicante y un receptor, o un Shiatsu profesional, en el que se tiene a un practicante *profesional* y un receptor. En *Shiatsu para Amantes*, la persona que lo proporciona siempre se define como el practicante y a quien lo recibe como receptor (y cuando cambian de papel, también se cambian las definiciones).

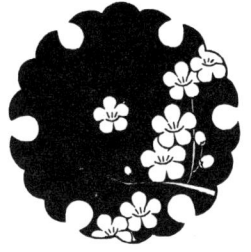

Métodos de presión y técnicas de Masaje

En el *Shiatsu para Amantes*, emplearemos una selección de métodos de entre los que escogeremos las presiones (cuatro), las formas de presionar (cuatro) y las técnicas de masaje (17), todo lo cual se describe en el libro.

Es importante la elaboración completa de los métodos (incluso si no tenemos que usarlos todos) por dos razones:

- ❀ Primero, el lector podrá escoger lo que más desea.
- ❀ Segundo, durante el masaje de *Shiatsu para Amantes*, a menudo hay lapsos en que se pasa al Shiatsu terapéutico, en que se emplea una variedad mucho más extensa de métodos.

Métodos de presión

1. Presión vertical

Es presión que aplica el practicante al paciente y fomenta la buena salud. Se lleva a cabo presionando el dedo o la mano en el cuerpo del paciente y aplicando presión directa y vertical. La ventaja de esta presión es su seguridad. Mientras que la presión no vertical, por otro lado, favorece el flujo de sangre en el cuerpo, en ciertos casos, se tiene el temor de que dañará los poderes curativos naturales del cuerpo, en especial en casos en que el paciente tiene alguna enfermedad.

La presión vertical está muy difundida por su seguridad y su acción benéfica para favorecer la salud general del cuerpo.

2. Presión estacionaria

Esta presión se utiliza con frecuencia en las técnicas de presión de Shiatsu. No existe movimiento en este tipo de presión y, cuando penetra al cuerpo, estimula el sistema nervioso parasimpático, el sistema responsable de las condiciones de calma y relajación. Mediante esta acción, calma el sistema nervioso y los órganos internos, con lo que se asegura el flujo natural de la energía y la fuerza de vida en el cuerpo, y éste gana la bienvenida dirección que necesita con el fin de curarse y recuperar el equilibrio.

En general, el practicante se demora en cada punto entre dos y siete segundos. (La duración se mide *después* de localizar el punto y comenzar a aplicar presión firme en él.) Ésta es la duración aceptada pero existen casos en que son necesarios ocho a treinta segundos en un punto.

3. Presión equitativa

La presión equitativa se crea por una distribución equitativa del peso y la presión en ambas manos del practicante. Se debe recordar que la presión no se deriva de las palmas del practicante. (Si tratamos de empujar sólo con las manos, pronto sentiremos dolor o abrasión en estas regiones, en especial en el masaje Shiatsu.) Es importante que la presión proceda de la pelvis o el abdomen, de manera que sea firme y segura y no cansará al practicante.

Cuando ambas manos se colocan en el cuerpo del paciente, el principio de presión equitativa significa que mientras una mano trabaja, la otra sirve de soporte para el cuerpo del practicante. De esta forma, transferimos el peso de nuestro cuerpo en forma equitativa a ambas manos: 50 por ciento en la mano de apoyo y 50 por ciento a la mano que trabaja. La presión equitativa comunica una sensación de confianza y equilibrio al paciente y lo ayuda a relajarse y tranquilizarse en la mejor forma posible, además de "hacerse más accesible" a la presión que le aplica al cuerpo el practicante.

4. Presión de apoyo

La presión de apoyo surge de la sensación de sostén que experimenta el practicante mismo, físicamente, como resultado de su constitución física, que alcanza el equilibrio natural como resultado de la contracción y relajación de sus músculos. Cuando el *practicante* está en un estado de equilibrio de apoyo, mientras está parado, sentado o en movimiento, comunica esta sensación al paciente.

La superficie en que el paciente está recostado también es una presión de apoyo. (La superficie se debe adaptar a los propósitos y clase de tratamiento. Recostarse en un colchón delgado en el piso, por ejemplo, proporciona un tipo diferente de presión de apoyo).

Estos cuatro métodos de presión constituyen una parte básica de los principios de Shiatsu. Como estamos tratando con una combinación de técnicas para crear el *Shiatsu para Amantes* (un masaje combinado con presiones efectivas y agradables), también utilizaremos los movimientos fundamentales del masaje que se describen en las siguientes páginas.

Técnicas de Masaje

1. Effleurage

Los movimientos de effleurage son lentos y rítmicos, como pinceladas. Para llevar a cabo estos movimientos, empleamos principalmente la superficie interna de la mano.

Este movimiento es muy apropiado para el tacto inicial y se puede realizar con mucha suavidad, o mucho más cerca del cuerpo, de manera que resbale con mayor fuerza y se sienta más. Cuando el effleurage se lleva a cabo al principio del masaje, debemos comenzar con movimientos ligeros. Cuando se utilizan aceites para masaje, el effleurage es apropiado para extender inicialmente el aceite. Mediante el effleurage es posible realizar movimientos que abarcan el cuerpo y proporcionan un sentimiento de calor, protección y tranquilidad. Se puede utilizar en la espalda y en los brazos; se pueden emplear ambas manos, a cada lado del brazo del paciente, deslizándolas y aplicando la cantidad de presión que se juzgue conveniente. Se pueden tratar las piernas de la misma manera. En la espalda y el pecho, se deben emplear movimientos grandes y envolventes. Es importante recordar que se mantenga la misma presión durante todo el movimiento, cuando se aplica a una superficie grande, como la espalda. Llevar a cabo este movimiento en los lados de la espalda produce al paciente una sensación maravillosa, en especial en el *Shiatsu para Amantes*, como si se le "juntara" entre las palmas.

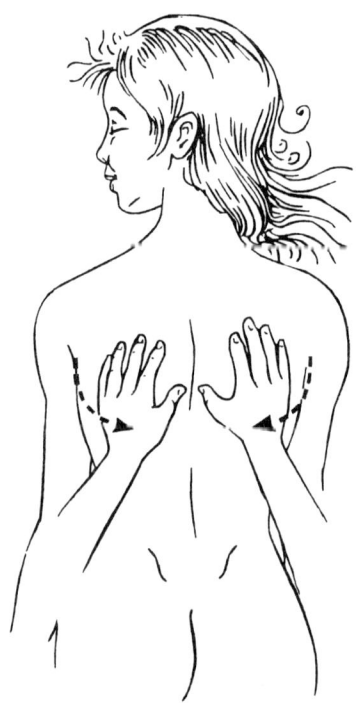

También es importante recordar que los dedos no deben estar demasiados separados, con el fin de no perder energía y poder mientras se realiza el movimiento.

En el effleurage, entre mayor sea la presión, más efecto tiene en los músculos y en los vasos sanguíneos. Entre más débil sea la presión, mayor el efecto en los nervios (y menor el efecto en músculos y vasos sanguíneos).

Algunos masajistas tienen el hábito de empezar y terminar el masaje con unos cuantos movimientos de effleurage, de forma de crear una sensación cálida y agradable de cerrar el círculo, y conservar los resultados que se lograron durante el masaje.

2. Amasar

Los movimientos de amasar evocan cuando se amasa el pan. Se realizan con toda la palma y los dedos, sujetando la cantidad correcta de tejidos, de manera que no se cree una sensación de pellizco. En oposición al effleurage, es un movimiento muy vigoroso. Por supuesto, se puede llevar a cabo con suavidad o con mayor presión.

Extender demasiado aceite en el área puede perjudicar el movimiento. Libera los tejidos, fortalece la sangre y funciona bien con los músculos.

El movimiento de masaje se lleva a cabo con mucha suavidad, principalmente en la superficie del abdomen y en las caderas, los brazos y las piernas (en la espalda, se utiliza una variación de este movimiento, llamado "presión" o petrissage), jalando el pulgar en una dirección hacia adentro y el resto de los dedos, usando la palma completa, en una dirección hacia fuera.

Éste es uno de los movimientos más agradables y relajadores para los hombros y tiene la meta de liberar las contracciones y acabar con los dolores.

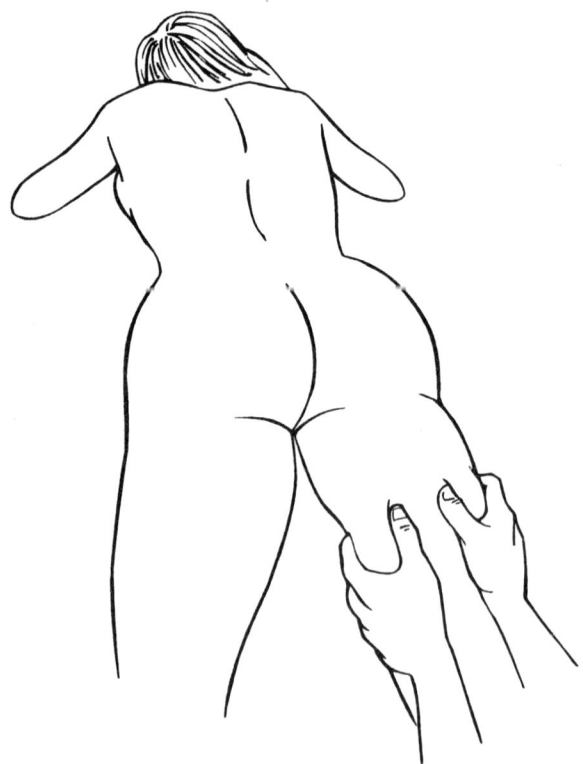

3. Apretón (petrissage)

El movimiento de petrissage, como el effleurage, también es uno de los movimientos básicos, en especial en el masaje sueco y el de tejidos profundos. Éste es un movimiento muy efectivo para liberar tensiones y presiones en tejidos, nervios y músculos, pero se necesita cierta cantidad de práctica para llevarlo a cabo en la forma óptima. Para hacer el movimiento, sujetamos suavemente la piel entre el pulgar y el resto de los dedos.

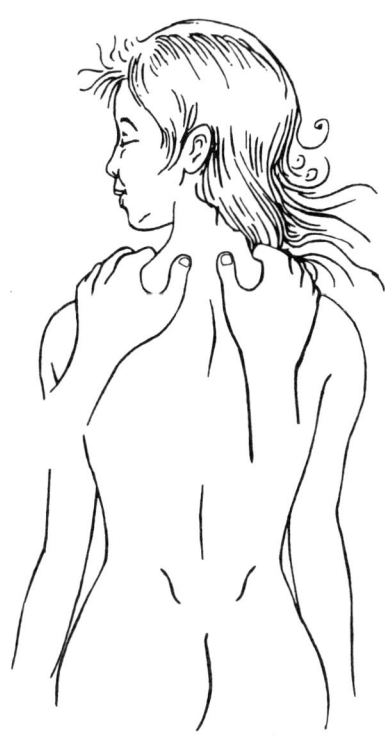

Es mejor empezar en la parte superior y avanzar hacia abajo, y después de ganar experiencia y lograr la sensación apropiada y correcta en las manos, es posible cambiar de dirección, empleando diferentes variaciones y combinar el petrissage con otras técnicas de masaje.

Después de sujetar la piel entre el pulgar y los dedos, la presionamos ligeramente y la soltamos, usando un ligero movimiento giratorio bajo los dedos. Es un maravilloso movimiento para realizar en la espalda y al principio es buena idea realizarlo sólo en esta área, hasta que mejore la sensación de las manos. Después de tener un poco de experiencia, se puede llevar a cabo también en la parte superior del brazo y detrás de muslos y pantorrillas. (No todos pueden tolerar este movimiento en esas áreas del cuerpo). Debemos prestar atención a cómo se siente el paciente respecto a este movimiento.

Es importante que este movimiento sea parejo; empieza en un punto en particular y continúa hacia abajo o hacia arriba por toda la superficie, lo que produce un resultado efectivo de relajación.

4. Rotación

El movimiento rotatorio se emplea principalmente en fisioterapia. Es un movimiento con el que podemos girar las articulaciones del cuerpo con suavidad, firmeza y libertad. Este movimiento se lleva a cabo en los hombros, las rodillas, los tobillos, el cuello y los codos. Es importante recordar sostener la articulación con firmeza. Cuando sentimos que la región está muy rígida y adolorida, llevamos a cabo el movimiento con mucha suavidad y lentitud. Para terminar de aliviarla, podemos emplear este movimiento en una forma más ligera y rápida. Como demostración, piensa en los movimientos que lleva a cabo una persona que quiere relajar sus hombros; los mueve en círculo, en una dirección unas cuantas veces y después en la otra.

Es importante recordar que no damos masaje a una articulación lesionada o enferma. *¡Este movimiento no se debe llevar a cabo por la fuerza!* Los masajistas "principiantes" deben tener más cuidado cuando lo aplican.

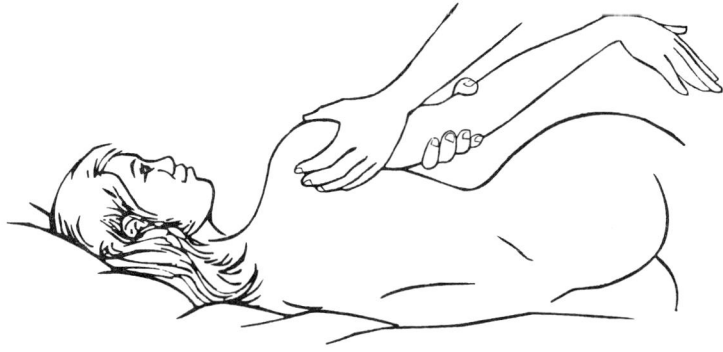

5. Giro

El movimiento de giro es un movimiento suave y de liberación que se aplica en superficies relativamente grandes del cuerpo. El giro se lleva a cabo usando toda la palma y los dedos. Su meta es mover y mecer áreas relativamente grandes en forma simultánea, y produce un movimiento agradable que relaja y afloja los tejidos.

El movimiento de giro es muy apropiado para tratar los muslos, de un lado al otro, a la parte posterior de las pantorrillas (que a veces están demasiado entumidas para que se emplee petrissage en ellas), a la parte superior de los brazos y a las caderas.

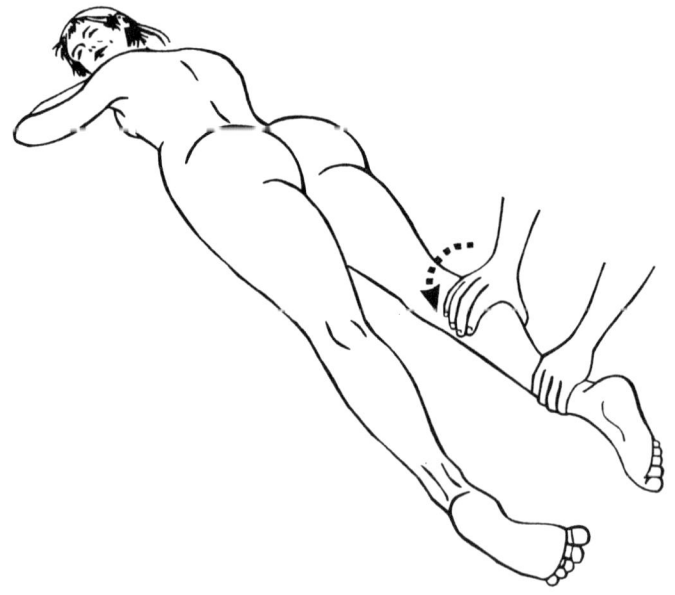

Como podemos realizar este movimiento con mucha suavidad y regular su intensidad, debemos usarlo con el fin de trabajar en áreas que están demasiado rígidas para que se traten con movimientos más fuertes, como el petrissage, o para "preparar los cimientos" para el masaje, de preferencia después de llevar a cabo unos cuantos movimientos circulares y envolventes de effleurage.

6. Frotar-Jalar

El movimiento de frotar-jalar se puede usar al principio del masaje, para preparar el cuerpo, usando movimientos largos y lentos, o durante el masaje, para dar vigor a la sangre (con movimientos más dinámicos). En los movimientos de frotar-jalar pasamos una mano, o ambas, sobre el cuerpo con un movimiento de frotamiento mientras se aplica un poco de presión.

En general, los movimientos se llevan a cabo en dirección vertical pero también se pueden llevar a cabo en forma horizontal (por ejemplo, a los lados de la espalda mientras se permanece de pie al lado del paciente). Entre más lento y "redondo" el movimiento, más relajación y tranquilidad proporcionará. Entre más rápido y vigoroso es, pareciéndose más al frotamiento, más efectivo será para dar vigor a la sangre. Se acepta en la práctica llevar a cabo este movimiento en la espalda, en los lados de la espalda y en las costillas (como no es un movimiento profundo, se puede aplicar a las costillas, ya que no lastima sino estimula o calma, de acuerdo a la velocidad del movimiento), en el pecho, los brazos y las piernas.

Cuando efectuamos este movimiento en los brazos o las piernas, podemos jalar y frotar con una mano y sostenernos en la pierna o la mano con la otra para apoyo.

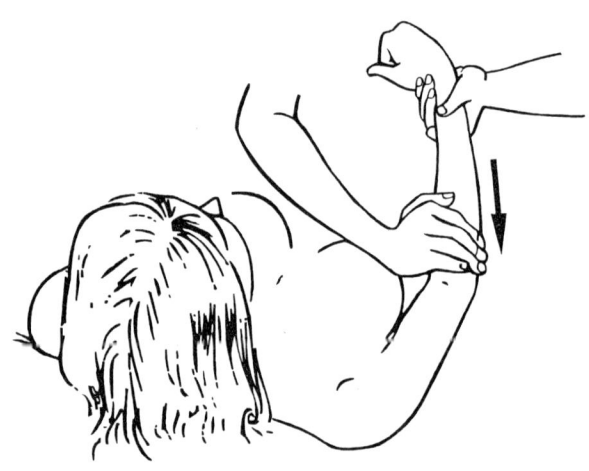

7. Girar-Frotar

Éste es uno de los movimientos más agradables y tranquilizantes en el masaje. Para llevar a cabo los movimientos de girar-frotar empleamos principalmente las yemas de los dedos, aunque los masajistas expertos pueden descubrir que pueden llevar a cabo este movimiento en superficies más grandes usando también la parte carnosa de la palma. Usamos las partes suaves de la mano, las partes carnosas de la palma y las de los dedos. Por lo tanto, este movimiento se puede aplicar a partes de la cara, a las sienes (empleando los dedos, ¡es maravilloso!), con movimientos cortos y giratorios en partes de la cabeza, mientras se pasa al movimiento de poner champú que se describirá más adelante, en el cuello, los codos, las rodillas y los tobillos. Al prestar especial atención a llevar a cabo estos movimientos, y al concentrarse en las puntas de los dedos que se mueven con movimientos circulares, tanto el practicante como el paciente, en forma simultánea, pueden experimentar una sensación maravillosa.

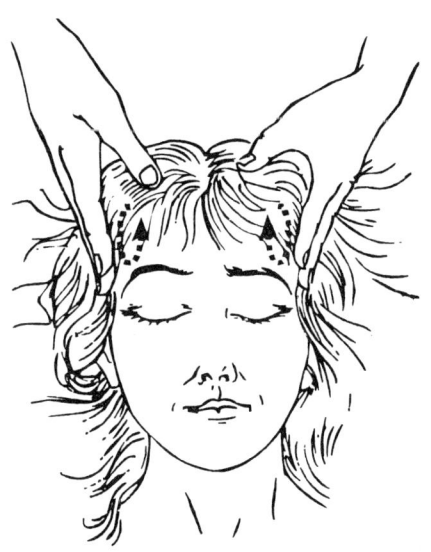

Tiene cierta importancia la dirección del giro, sea en el sentido de las manecillas del reloj o en sentido contrario, y el practicante que siente una "necesidad" intuitiva de aplicar el movimiento a una zona particular en una dirección especial debe hacer caso a sus sentimientos internos y actuar en concordancia. Estos movimientos tienen un efecto único en la mente, en especial cuando el masaje es suave y considerado.

8. Presionar y Jalar

El movimiento de presionar y jalar también es conocido para las personas que practican el Shiatsu. En este movimiento, ponemos ambas palmas en la espalda del paciente. Debemos comenzar desde el centro de la espalda, cuando ponemos ambas palmas horizontalmente (a través de la espalda del paciente, una cerca de la otra), con la parte interna de la palma, la parte cóncava, sobre la región de las vértebras, de manera que no se ejerza presión en ellas. Debemos mantenernos a un lado del paciente mientras se realiza el movimiento. En forma vigorosa y continua, jalamos cada palma en dirección opuesta, una hacia arriba, todo el camino hacia los hombros, y la otra hacia abajo, en dirección a la curva de las caderas. El movimiento para jalar debe estar bien definido y ser constante, pero no doloroso, sin sensibilidad para el cuerpo del paciente.

También podemos llevar a cabo el movimiento desde la parte superior de los muslos (de donde empiezan) a la punta de los dedos de los pies, pero en este caso sólo se jala hacia abajo.

Se pueden colocar ambas manos con suavidad en cualquier lado de la parte interna de la rodilla (el hueco; no precisamente en él ya que es un área delicada), con una mano jalando en dirección a la pantorrilla, con un movimiento de estiramiento, mientras se deslizan sobre esta parte. Este movimiento crea una sensación de estiramiento de la piel y los tejidos, y es probable que sea muy efectivo para aliviar el dolor, en especial después de practicar una actividad física.

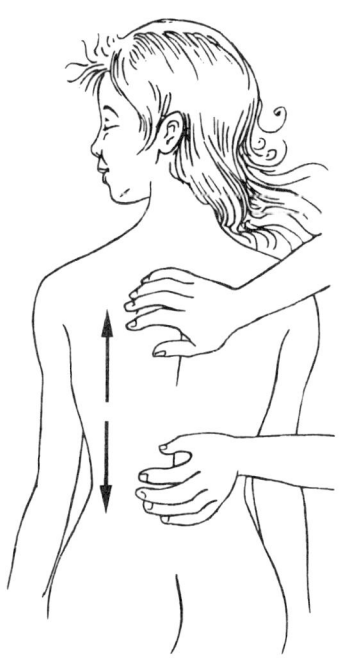

También empleamos movimientos de presionar y jalar cuando se da un masaje a la cara. En ella, hacemos los movimientos con delicadeza, firmeza y lentitud, con los *dedos*, en ambos lados de la frente del paciente, jalando hacia los lados de la cabeza; usando casi toda la longitud del dedo índice a ambos lados del puente de la nariz, jalando suavemente en dirección a las mejillas; y usando las yemas de los dedos en las cejas, jalando en dirección a las sienes. Cuando se da masaje a la cara, los movimientos se deben realizar con suavidad y lentitud.

9. Sacudir

Los movimientos de sacudir son movimientos que se llevan a cabo en forma constante y dinámica usando ambas manos. Son movimientos rápidos, que pueden llevarse a cabo en la parte superior de la espalda, en los muslos y en las caderas. Son muy agradables, relajadores y dinámicos.

En un masaje terapéutico, tratamos de llevar a cabo los movimientos en el área de las caderas y en los muslos hacia adentro, con el fin de prevenir cualquier posible sentimiento desagradable del paciente en estas zonas sensibles. En contraste, en un masaje erótico y para excitar la sexualidad, es posible que los movimientos que hacemos en dirección *hacia fuera* exciten sexualmente a la persona porque tienen un efecto estimulante en los nervios del muslo, de la cadera y de la región de la ingle. En un masaje terapéutico, realizamos estos movimientos en forma muy dinámica y a alta velocidad. En un masaje erótico, se pueden hacer con mayor lentitud, de manera que puedan actuar más en los nervios.

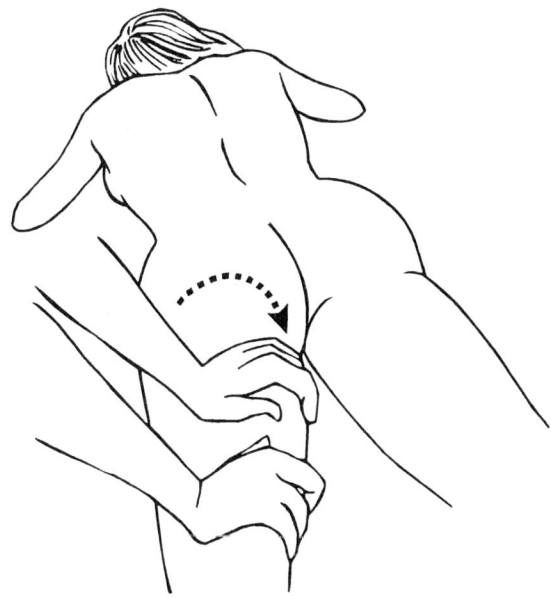

10. Golpecitos con los dedos

En los movimientos de dar golpecitos, las puntas de los dedos dan golpecitos y tamborilean en el cuerpo rápidamente, uno después de otro. Es un movimiento percusivo y los dedos se deben separar como un rastrillo con el fin de hacer esta acción y "tamborilear" suavemente en el cuerpo. Este movimiento estimula en gran medida las terminaciones nerviosas y da vigor al flujo sanguíneo. Se lleva a cabo en toda la parte posterior del cuerpo y también se concentra en el área entre la articulación del hombro y del pecho (el área bajo la clavícula, en dirección al hombro).

Estos movimientos también se pueden efectuar con gran suavidad (sólo en una persona saludable) en la región del pecho, con el fin de estimular el timo, aliviar la indigestión, y liberar la tensión nerviosa y muscular del pecho.

Recuerda que en esta región, los movimientos de golpeteo se deben llevar a cabo con gran suavidad y mucho cuidado.

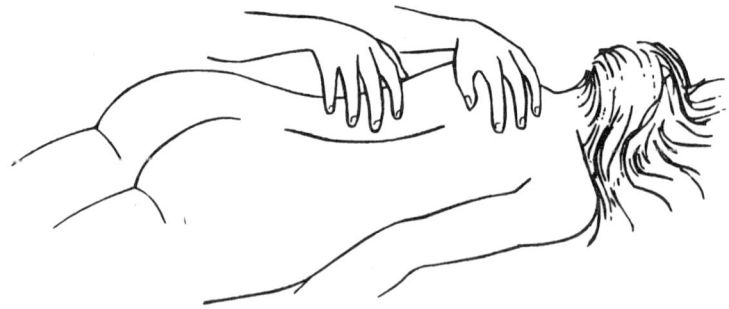

11. Palmaditas con las manos ahuecadas

En este movimiento, "tamborileamos" en toda la parte posterior del cuerpo del paciente, de manera que se aflojen y relajen los músculos. Con el fin de llevar a cabo el movimiento, curvamos nuestras manos y tamborileamos con ellas, una a la vez, creando un sonido hueco.

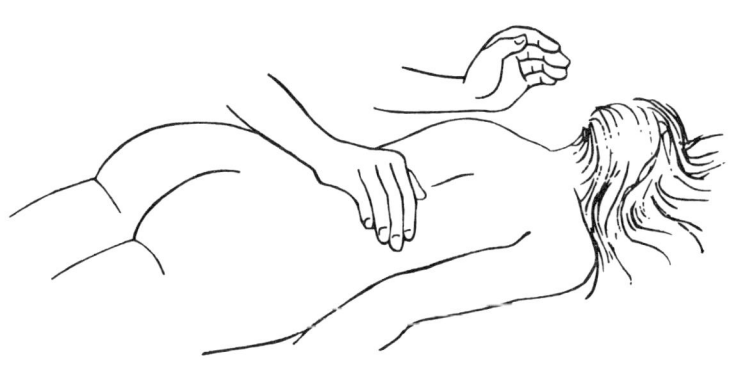

12. Movimiento de abofetear

Los movimientos de abofetear se llevan a cabo en el lado posterior del cuerpo del paciente con rapidez y en forma alterna. Para efectuar los movimientos aplanamos las manos, como para dar una bofetada, pero, por supuesto, llevamos a cabo el movimiento con suavidad, aunque con determinación. Estos movimientos dan vigor a los capilares de la sangre cerca de la superficie de la piel y los nervios que se ubican en la capa superior de la misma, causando un aumento en sus sensaciones.

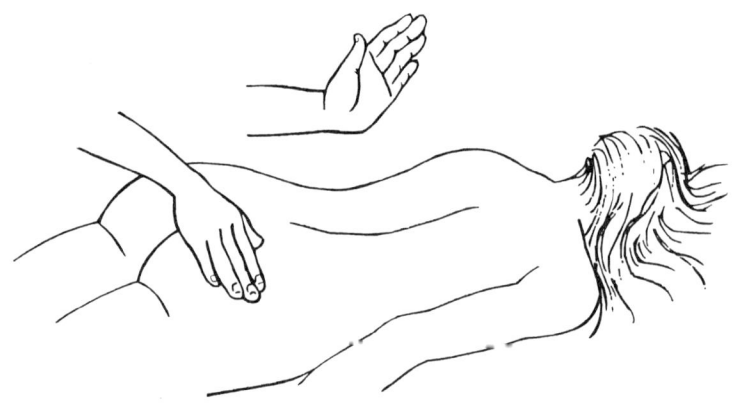

13. Golpe de Hacha

Usamos el movimiento de tajo con el lado externo de las manos (desde el lado externo del dedo meñique hasta el lado externo de la palma de la mano). Estos movimientos dinámicos y rápidos son similares a los golpes de karate, pero más suaves, por supuesto.

Con una mano a la vez, tamborileamos el lado posterior del cuerpo del paciente, en toda su longitud. Los movimientos aceleran el flujo de sangre y son maravillosos para la circulación. Después de unos cuantos minutos de "tamborilear" usando estos movimientos rápidos, el paciente sentirá calor y vigor, además de tranquilidad y los músculos relajados.

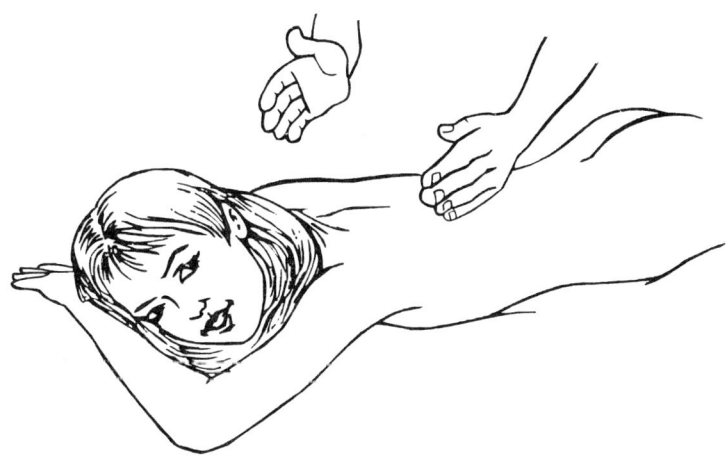

14. Jalar la nuca y el cabello

A pesar de su nombre algo desagradable, este movimiento en realidad no involucra que se jale el cabello. Es una combinación de dos movimientos que crean uno de los movimientos más relajantes que existen para el cuello y la cabeza. Para hacer este movimiento, nos paramos detrás del paciente, que se encuentra sentado o recostado de espaldas con la cabeza sobresaliendo ligeramente de la cama y con suavidad sujetamos su nuca con las dos manos. Con la misma suavidad jalamos una mano por vez, deslizándolas hacia arriba por la nuca, moviéndolas con un movimiento bien delineado a lo largo de la parte posterior de la cabeza y jalando ligeramente las raíces del cabello (un jalón suave, mientras sujetamos el cabello lo más cerca posible de las raíces) y terminamos el movimiento pasando los dedos por el cabello, separando los mechones y jalándolos con suavidad y sólo ligeramente. Cuando este movimiento se hace bien, y en realidad escuchamos atentamente el cuerpo del paciente y los movimientos de nuestras manos, es un alivio maravilloso para la cabeza y el cuello.

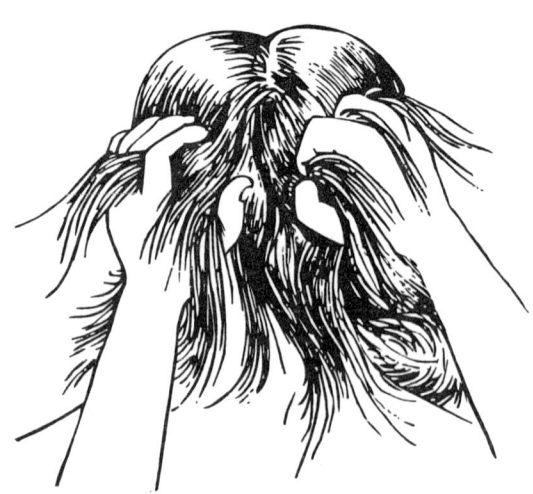

15. Poner champú

El movimiento de poner champú, que se lleva a cabo en el cuero cabelludo, es familiar para muchas personas del salón de belleza o la peluquería. Por supuesto, durante el masaje, no llevamos a cabo estos movimientos con rapidez o en forma superficial, sino con lentitud, con un buen instinto para las zonas entumecidas del cuero cabelludo del paciente.

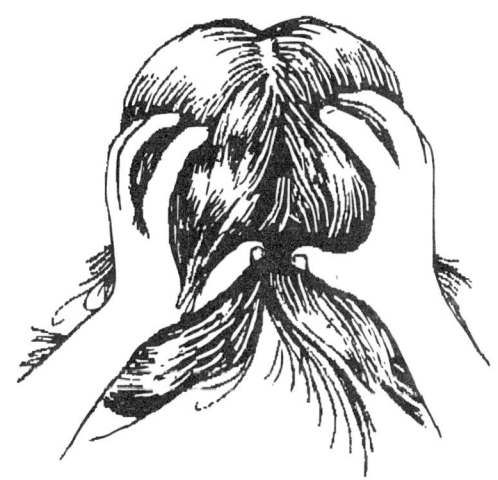

Para hacer el movimiento, debemos pararnos o sentarnos (más cómodo desde el punto de vista de la altura) detrás de la cabeza del paciente, mientras se recuesta sobre su espalda con la cabeza sobresaliendo ligeramente de la cama. El movimiento se lleva a cabo usando los dedos y las palmas de las manos. De preferencia, comenzando desde la base, desde el lugar en que la cabeza se une al cuello y empezamos a dar masaje a los delicados tejidos del cuero cabelludo con movimientos suaves y circulares. Se puede aplicar un poco de presión pero debemos recordar sostener la cabeza del paciente con la parte carnosa de las manos, mientras los dedos llevan a cabo el movimiento de poner champú. Es posible efectuar movimientos vigorosos que estimulen, fortalezcan y aumenten la viveza.

Los movimientos suaves, lentos y rítmicos inducen un estado de relajación profunda (en ciertos casos, un estado de ondas alfa). Algunas personas emplean este movimiento antes de una visualización guiada, por ejemplo, por la profunda relajación que induce.

Es una forma maravillosa de liberar las muchas tensiones que se concentran en la región de la cabeza.

16. Masaje neuromuscular en ambos lados de la columna vertebral

Este masaje tiene la meta de relajar los músculos, los tendones, el tejido conectivo y los nervios. Se lleva a cabo principalmente con los dedos, pero también se puede usar la parte carnosa de la mano y se debe efectuar con mucho cuidado. Cuando el practicante tiene experiencia, también puede encontrar puntos específicos a lo largo de la columna espinal que están entumecidos. Empezamos desde la parte superior de la columna espinal, *bajo ninguna circunstancia a lo largo de la columna vertebral en sí, sino a cada lado.* Al principio del masaje, cuando se usan los dedos y el cuerpo aún no está lo bastante relajado y suelto, los movimientos se deben llevar a cabo con los dedos y con gran suavidad; se puede usar presión, pero debe ser suave y no demasiado invasiva, ya que es probable que encontremos muchos puntos rígidos en nuestro camino y penetrarlos a mucha profundidad con los dedos puede lastimar al paciente.

Después de llevar a cabo esta técnica varias veces, o al sentir que los músculos en ambos lados de la columna vertebral están más sueltos, podemos usar los dedos para penetrar un poco en los lugares en que sentimos algo de rigidez. La penetración se realiza colocando la yema del dedo en el punto y aplicando una presión constante y lenta hacia adentro por varios segundos.

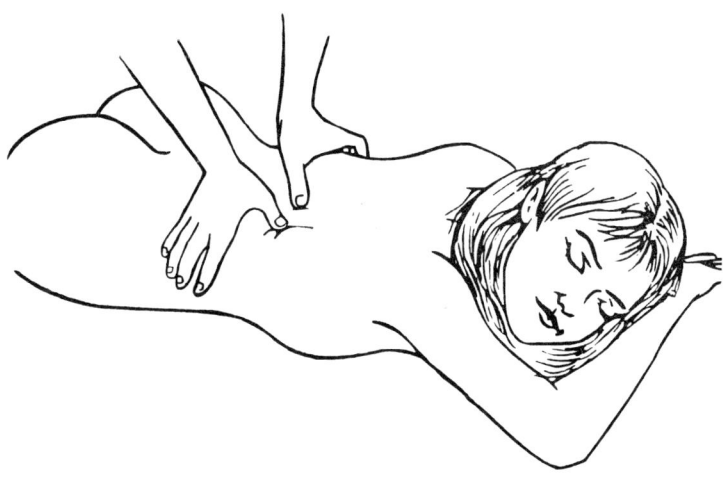

En la misma manera lenta en que entramos al tejido, también lo abandonamos.

Para realizar esta técnica, se necesita una gran sensibilidad en las manos, además de la habilidad para sentir el cuerpo del paciente de manera correcta. Los masajistas principiantes primero deben llevar a cabo los movimientos con extrema suavidad, más con el fin de aprender a soltar los músculos, hasta que aprendan cómo hacer correctamente la técnica sin dañar al paciente. Con el uso de esta técnica podemos soltar con mucho éxito los músculos, el tejido conectivo y los nervios. Debemos recordar que cuando presionamos un nervio, afectamos todos los órganos y las áreas que abastece. Un masajista inexperimentado (en especial, un principiante) no debe empezar con el trabajo de dedos profundo y penetrativo, puede tan solo jalar los dedos lentamente a lo largo de la columna vertebral con el fin de soltar el tejido conectivo, los músculos y los nervios que están cerca de la superficie.

17. Usar plumas

Los movimientos de usar plumas se emplean principalmente durante un masaje para excitar la sexualidad y se pueden usar en diversas etapas del *Shiatsu para Amantes*, al principio o al final de un procedimiento, o en combinación con otras presiones.

Esta técnica es muy agradable ya que estimula las terminaciones nerviosas y calma el cuerpo. Sin embargo, algunas personas no la pueden tolerar por una sensibilidad extrema de sus nervios. Por lo tanto, es importante prestar atención a la reacción del paciente o pareja (en un masaje erótico) cuando se realice este movimiento.

Para llevar a cabo este movimiento, usamos una pluma larga (como la de un avestruz), un pañuelo de seda, un pedazo de piel o un pincel suave y grueso. De hecho, es posible experimentar con una gama de pinceles suaves y flexibles. Movemos el objeto por todo el cuerpo de nuestra pareja, creando una sensación agradable y de ligero cosquilleo. El movimiento también se puede llevar a cabo con la punta de los dedos, con un movimiento tembloroso, concentrándonos en las zonas erógenas.

Es muy recomendable en el *Shiatsu para Amantes*. (Un consejo de los "profesionales": Usa la lengua, el cabello, las pestañas, el pelo púbico, los pezones o el pene para este movimiento.)

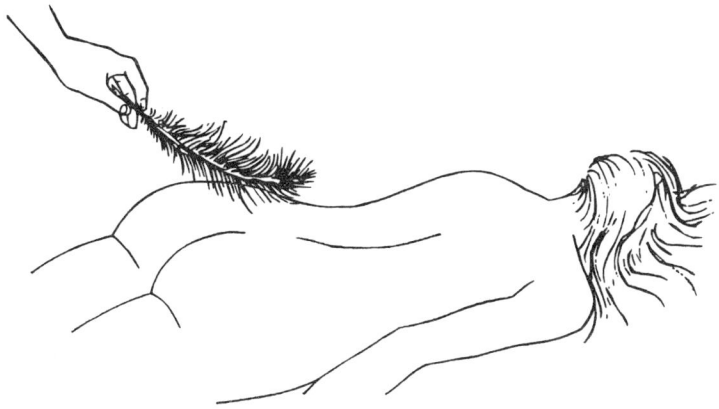

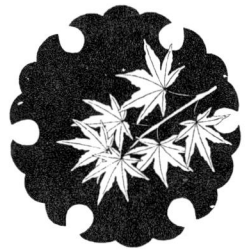

Puntos Esenciales

El masaje general de Shiatsu es el punto de inicio del *Shiatsu para Amantes*. Después del masaje general, y a veces sin relación con él, pasamos al masaje específico, tanto para aumentar el efecto en campos especiales que satisfacen el propósito del masaje como para superar obstáculos y problemas.

En el *Shiatsu para Amantes*, este masaje específico incluye dar masaje a las zonas en que se localizan los puntos esenciales, como se explica más adelante. El masaje específico en el *Shiatsu para Amantes*, también puede tomar la forma de usar plumas por todo el cuerpo, o cualquiera de las otras técnicas de masaje, ¡a dondequiera que te lleve tu imaginación!

Después del masaje, pasamos al *Shiatsu para Amantes*, que se basa en presiones. Con este fin, tenemos que familiarizarnos con 24 puntos esenciales del cuerpo. Estos puntos son efectivos al hacer el amor, además de servir para aliviar calambres menstruales y otros dolores y síntomas que acompañan al periodo mensual, a la impotencia, a la eyaculación prematura, etc.

A menos que se indique lo contrario, los puntos se localizan en ambos lados del cuerpo, es decir, en ambas piernas, en ambos brazos o en ambas manos, etc., en ubicaciones paralelas. Las excepciones son los puntos que se localizan en el centro del cuerpo: en el abdomen, la nariz, etc. En las ilustraciones sólo se muestra un punto de la pareja. Siempre debes aplicar presión a ambos puntos (por ejemplo, sobre la rodilla derecha y sobre la izquierda) aunque aplicar la presión a uno solo del par de puntos también producirá los resultados deseados. En casos en que se indique específicamente que la presión se debe aplicar a **ambos puntos**, debes asegurarte de hacerlo (**por** ejemplo, en el número 15).

1. El punto de "Intersección de los Tres Yins"

Este punto es efectivo para aliviar los calambres menstruales, los dolores del periodo y diversos síntomas físicos y emocionales que suceden varios días antes del periodo, así como durante él.

Este punto se localiza a cuatro anchos del dedo sobre el hueso del tobillo, detrás de la tibia (el hueso interno de la pantorrilla), en ambas piernas. Se aplica presión vertical a este punto y los dedos sirven de apoyos. (Algunas personas llaman a ésta la técnica de "pellizco" ya que el pulgar y los otros dedos crean unas "pinzas"). La presión se debe aplicar en forma gradual, de ligera a media, manteniendo el pulgar en el punto por siete segundos y reduciendo también en forma gradual la presión sin separar el pulgar del punto. El procedimiento se debe repetir varias veces.

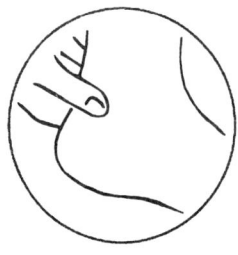
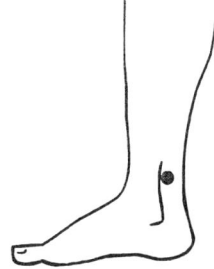

2. El punto "Mar de Sangre"

Este importante punto, que se ubica sobre la rodilla, en el lado interno de ambas piernas, sirve para fortalecer a las mujeres en general, y a aliviar síntomas menstruales, calambres, dolores y fluctuaciones en el estado emocional unos cuantos días antes del periodo y también durante él.

La presión se aplica este punto mientras la mujer está sentada en una silla. Su pareja cubre su rodilla con la mano. El punto se sitúa debajo de su pulgar, mientras está sentado en el piso (o en un cojín) frente a ella. La presión se aplica gradualmente, manteniendo el pulgar en el punto por varios segundos y liberando la presión también en forma gradual sin separar el pulgar del punto, El procedimiento se debe repetir.

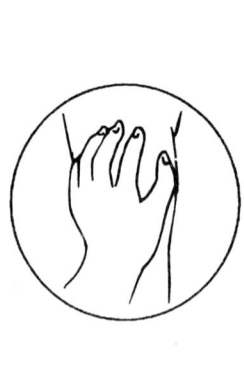
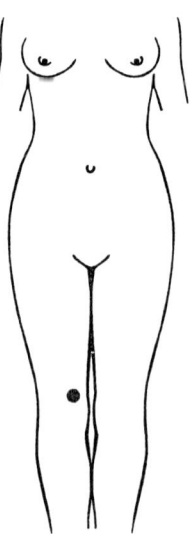

3. El punto "Chi Original"*

Este importante punto, que fortifica al cuerpo en general y tiene muchas ventajas terapéuticas, se encuentra en la parte media del abdomen, a una distancia del ancho de tres dedos arriba del hueso grande que se encuentra sobre el hueso púbico. Usa el pulgar o el dedo índice y aplica presión suave en forma gradual, manteniendo el dedo en el punto por cinco a diez segundos, y liberando gradualmente la presión sin separar el dedo del punto. El procedimiento se debe repetir varias veces.

Aparte de ser un punto importante para fortalecer al cuerpo en general, también sirve para aliviar calambres menstruales, además de otros dolores y síntomas que se presentan junto al ciclo mensual.

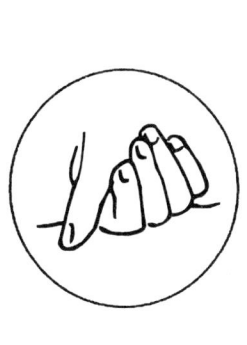
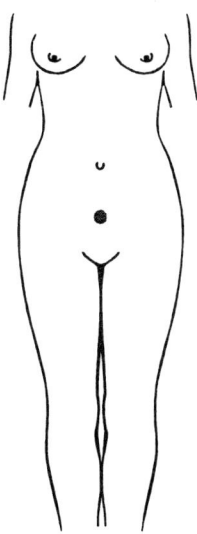

También da alivio durante la crisis de la edad media en los hombres, al proporcionarles aliento psicológico y refuerzo general. Sólo existe un punto "Chi Original" en el cuerpo.

* Gran cantidad de puntos se ubican cerca unos de otros en el abdomen y son difíciles de distinguir. Son los puntos número 3, 5, 6, 7 y están cerca del número 8 (los cinco puntos del meridiano del "Vaso de la Concepción", sin incluir el Hui Yin), de hecho, casi lo "tocan". Es importante recordar que los puntos número 3, 5, 6 y 7 se tratan por separado, mientras que el número 8 (los cinco puntos en hilera) éstos se tratan en forma consecutiva y a veces con una sola aplicación de presión (de nuevo, excluyendo el punto Hui Yin).

4. El punto "Caminar Tres Millas"

Este punto se localiza a una distancia del ancho de cuatro dedos debajo de la rótula (mientras la persona está sentada en una silla), en ambas piernas. Se localiza exactamente donde el cuarto dedo encuentra la tibia, es decir, en el borde del hueso hacia la parte interna de la pierna. Con los dedos rodeando la rodilla, se aplica presión gradual con el pulgar, manteniéndolo en el punto y reduciendo gradualmente la presión sin separar el pulgar del punto. El procedimiento se debe repetir varias veces. Este punto es muy importante y también se utiliza para producir fortalecimiento general y para aliviar dolores y calambres menstruales, además de otros síntomas que acompañan al ciclo mensual. También da alivio durante la crisis de la edad madura en hombres y los fortalece en general.

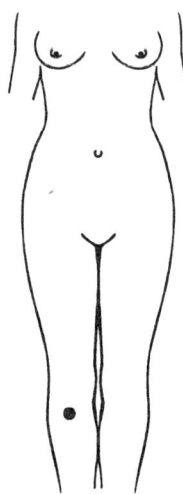

5. El punto "Órgano de Paso"

Este importante punto fortalece al cuerpo en general, aumenta la virilidad, mejora la actuación sexual y aumenta la excitación sexual durante el coito. Es un excelente punto para practicar todos los días con el fin de mejorar el funcionamiento sexual.

Se localiza en el centro del abdomen, un poco abajo del ombligo. Se puede aplicar presión suave y gradual con el pulgar, el dedo índice o la articulación superior del índice reforzada por el dedo corazón con el fin de aumentar la presión, manteniendo el dedo en el punto por cinco a diez segundos, y reduciendo la presión gradualmente sin separar el dedo del punto. El procedimiento se debe repetir tres a cinco veces.

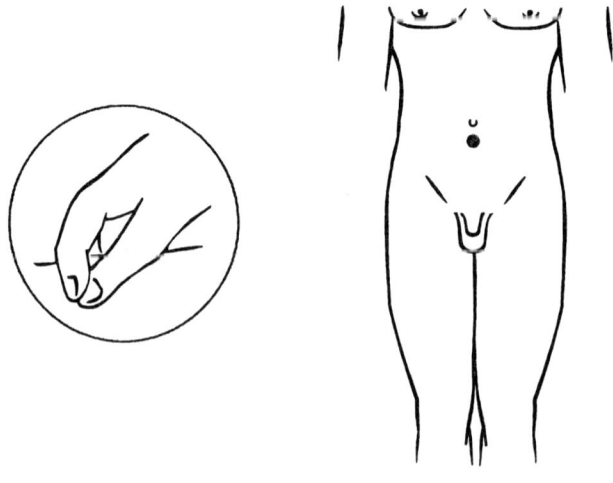

6. El punto "Extremo Medio"

En la práctica diaria, la presión en este punto ayuda a aumentar el vigor sexual y a mejorar la función sexual. Cuando se aplica presión durante la estimulación erótica que precede al acto sexual, es muy excitante. El punto se localiza en el centro de la elevación del abdomen, directamente sobre el hueso púbico. Solo existe un "Extremo Medio" en el cuerpo.

Se puede aplicar presión suave con el pulgar, el dedo índice o la articulación superior del índice reforzada por el dedo corazón con el fin de aumentar la presión, manteniendo el dedo en el punto por varios segundos, y reduciendo la presión gradualmente sin separar el dedo del punto. El procedimiento se debe repetir varias veces.

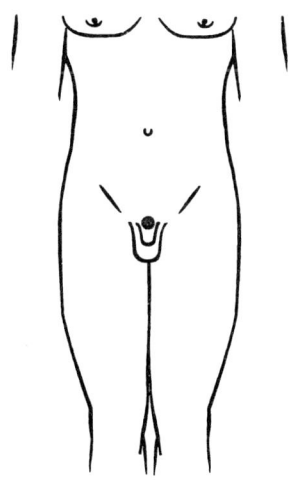

7. El punto "Hueso Deformado"

Este punto se localiza a una distancia del ancho de dos dedos sobre el punto del "Extremo Medio". Se aplica presión suave con el pulgar, el dedo índice o la articulación superior del índice reforzada por el dedo corazón con el fin de aumentar la presión, manteniendo el dedo en el punto por varios segundos, y reduciendo la presión gradualmente sin separar el dedo del punto.

El procedimiento se debe repetir varias veces.

En la práctica diaria, la presión en este punto sirve para mejorar el funcionamiento sexual general, para reforzar y fortalecer el vigor sexual y para aumentar la excitación durante la estimulación erótica que precede al acto sexual.

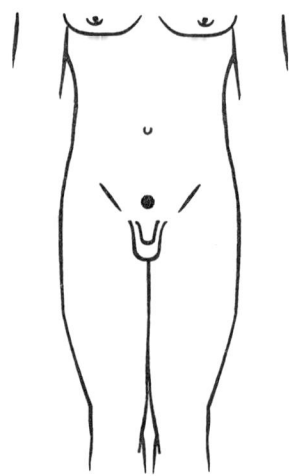

8. El punto "Vaso de la Concepción"

En realidad, este punto consiste en varios puntos, que también se conocen como puntos perineales, de los que el más importante es el punto perineal o "Vaso de la Concepción Uno". Son los puntos más importantes de la estimulación erótica y para tratar diversos tipos de problemas sexuales.

El meridiano del "Vaso de la Concepción" se localiza a lo largo de la línea central del abdomen inferior, y en ella se encuentran los cinco puntos más importantes para la excitación sexual. Se pueden emplear para la estimulación erótica que precede al acto sexual o para fortalecer y equilibrar el sistema sexual de forma diaria.

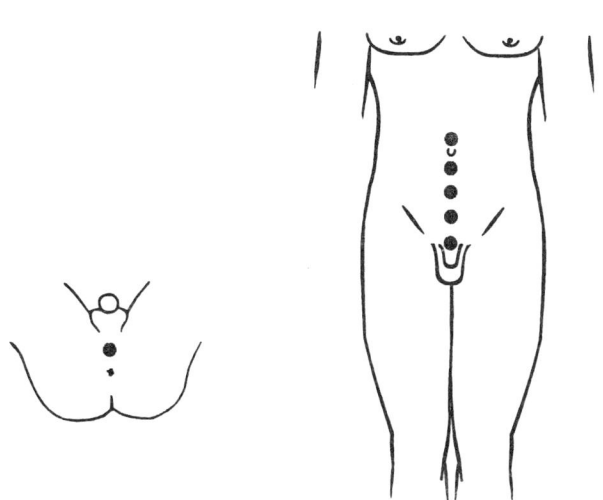

Los puntos empiezan desde el pelo púbico, a lo largo de la línea central y ascienden a una distancia de dos anchos de dedos sobre el ombligo. La presión se puede aplicar a estos puntos con el dedo índice o la palma.

Sin embargo, el punto que se considera el más significativo para la excitación sexual durante la estimulación erótica que precede al acto sexual y durante éste, es el que se localiza entre el ano y los genitales, en hombres y mujeres. Su nombre chino es "Hui Yin" o "El Punto de Reunión del Poder Femenino" y es en extremo poderoso desde el punto de vista de la excitación sexual que causa.

9. El punto de presión debajo de la rodilla

Este punto de presión se ubica debajo de la rodilla, ligeramente en dirección al lado interno de la pierna. Es muy efectivo para aliviar calambres menstruales, además de otros dolores y síntomas que acompañan al periodo mensual.

Se debe aplicar la presión a este punto con el pulgar por unos cuantos segundos. El punto se encuentra en ambas piernas.

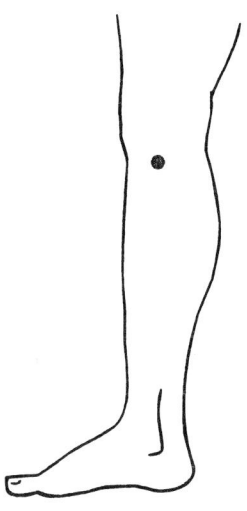

10. El punto de presión en la base de la pantorrilla

El punto de presión se localiza en la base de la pantorrilla, en ambas piernas, en su parte más baja y en el lado interno de la pierna, a una distancia de cerca del ancho de cuatro dedos sobre el tobillo, cerca de la tibia, pero no en ella.

Es muy fácil aplicar presión de "pellizco" en este punto, pero la presión también se puede aplicar con el dedo índice o con la articulación superior del índice reforzada por el dedo corazón con el fin de aumentar la presión, manteniendo el dedo en el punto por alrededor de siete segundos, y reduciendo la presión gradualmente sin separar el dedo del punto. El procedimiento se debe repetir varias veces.

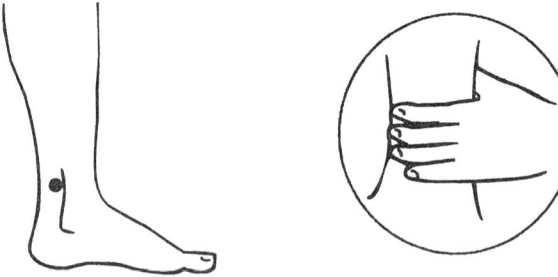

Si se aplica la presión a este punto todos los días, mejorarán considerablemente todos los aspectos de la función sexual. Ayuda a aumentar el vigor sexual y cuando se aplica presión durante el acto sexual, aumenta e intensifica la experiencia sexual.

Además, tiene un efecto fortificante general en el cuerpo. Otra acción importante es su habilidad para aliviar los calambres menstruales, además de otros dolores y síntomas que acompañan al periodo mensual.

11. El punto de presión en el lado externo de la pantorrilla

Este punto de presión se localiza a una distancia del ancho de tres dedos debajo de la rótula, en ambas piernas, en dirección al lado externo de la pantorrilla, cerca de la tibia, pero no en ella. Se aplica la presión al punto mientras la persona está sentada, con la mano cubriendo la rodilla y el pulgar aplicando la presión.

Ésta se aplica gradualmente varias veces, manteniendo el pulgar en el punto por cerca de cinco a diez segundos, reduciendo la presión también en forma gradual sin separar el dedo del punto.

La práctica diaria en este punto mejora todos los aspectos del funcionamiento sexual y aumenta el vigor en este campo.

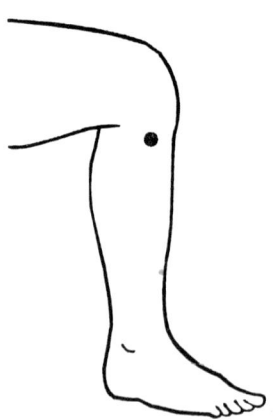

La presión se puede aplicar durante el acto sexual con el fin de aumentar la experiencia del mismo. Además, este punto tiene una actividad importante y variada de fortalecer las funciones del cuerpo y es muy efectivo para calmar y aliviar la agitación interna.

12. El punto de presión sobre la rodilla

Este punto de presión se localiza sobre la rodilla, hacia la parte interna de ambas piernas. Este punto también se emplea para aliviar calambres menstruales, además de otros dolores y síntomas que acompañan al periodo mensual.

La presión se aplica al cubrir la rodilla con la mano y aplicar presión gradual con el pulgar, manteniéndola en el punto por siete a diez segundos y liberando en forma gradual la presión sin separar el pulgar del punto. El procedimiento se repite tres a cinco veces.

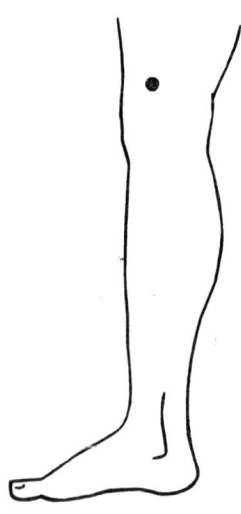

13. El punto de presión en el lado externo del muslo

Este punto de presión se localiza en el lado externo de ambos muslos, un poco hacia adentro del pliegue de la cadera. Es otro sitio que ayuda a aliviar calambres menstruales, además de otros dolores y síntomas que acompañan el periodo mensual. A veces es más fácil lograr que la pareja aplique la presión, mientras está de pie la persona receptora. Se puede aplicar la presión al punto con la palma colocada en la base de las caderas, abierta, y el pulgar aplica presión gradual al punto, se mantiene ahí por cerca de siete segundos. La presión se reduce en forma gradual sin separar el pulgar del punto. Este procedimiento se repite al menos tres veces.

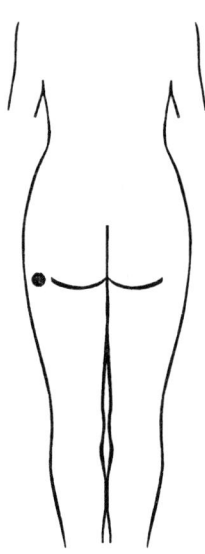

14. El punto de presión en la parte superior del puente de la nariz

Este punto de presión se localiza en la parte superior del puente de la nariz, entre las cejas. Se utiliza para aliviar síntomas menopáusicos, como bochornos de calor y frío, dolor de espalda, temblores, sensaciones repentinas de cansancio y otros síntomas. Además, ayuda significativamente a aliviar los aspectos emocionales de la crisis de la edad madura en los hombres. Sólo existe un punto así en el cuerpo.

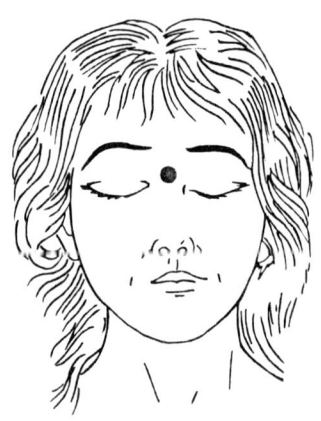

15. El punto de presión en la planta del pie

El punto de presión se localiza entre las dos partes carnosas de la planta del pie, ligeramente hacia el dedo gordo, en ambos pies. *La presión se debe aplicar a los puntos de ambos pies.*

El punto se emplea para aliviar síntomas de menopausia, tanto físicos como emocionales.

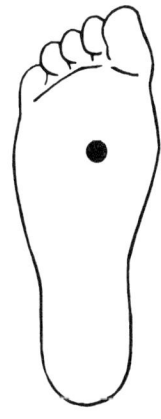

16. Los puntos de presión del meridiano del estómago

Un punto se localiza cerca del área del hueso púbico (pelvis) y el segundo abajo de la rodilla. Se aplica presión en este punto para excitar sexualmente, en especial en casos de frigidez. A pesar de la distancia entre los dos puntos, ambos deben tratarse juntos (si es posible) o uno después del otro.

Date cuenta que en cada pierna existen dos puntos meridianos estomacales.

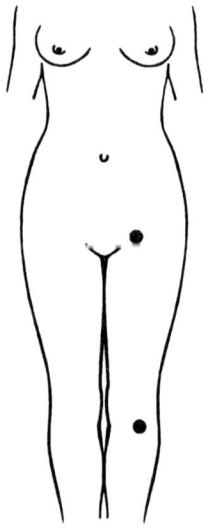

17. El punto de presión del meridiano del hígado

Este punto de presión se localiza en ambos muslos, un poco abajo de la pelvis, enfrente. (Tiende ligeramente hacia la parte interna del muslo).

Sirve para aumentar la excitación sexual y ayuda en casos de frigidez.

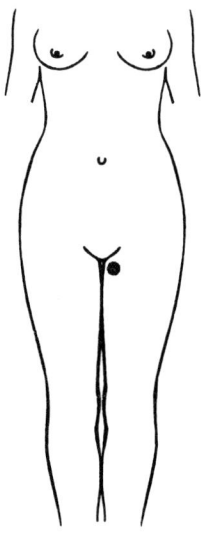

18. Los puntos de presión del meridiano del vaso

Un par de puntos: un punto se localiza en la parte interna de la pierna, junto a la rodilla, y el otro en el meridiano sobre el tobillo. Ambos puntos ayudan en casos de frigidez. A pesar de la distancia entre los dos puntos, ambos se deben tratar juntos (si es posible) o uno después del otro.

Date cuenta que en cada pierna hay dos puntos meridianos del bazo.

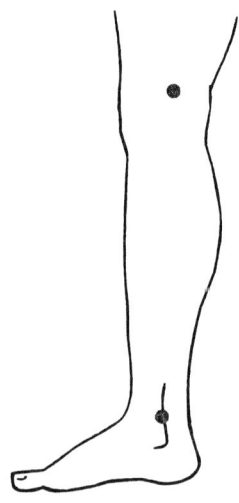

19. Los puntos de presión en la espalda

En la espalda se localizan muchos puntos de presión y están conectados a los nervios que suministran energía a los órganos reproductores. Estos nervios, junto con los nervios de la región baja de la espalda, controlan casi todas las funciones vitales de la región baja del cuerpo, como la micción, la erección, la copulación, etc. La presión se aplica con toda la palma, de preferencia con todos los dedos en forma simultánea. En esta forma, podemos tratar un gran número de puntos al mismo tiempo.

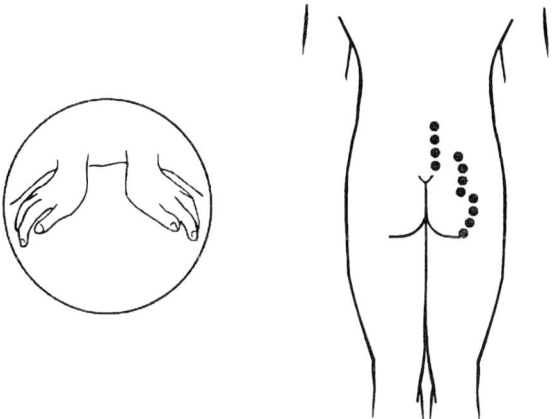

Se debe aplicar presión ligera a media, mientras se usan todos los dedos para aplicar presión a las siguientes áreas: ambos lados de la columna vertebral, exactamente a un lado de las vértebras, desde un poco abajo de la cintura hasta arriba del extremo del coxis abajo de la cintura hasta arriba del extremo del coxis (la longitud de una palma arriba del coxis); a una distancia de cerca del ancho de tres dedos a partir de este punto (cuando la palma se coloca verticalmente en el área), un poco más abajo que el primer punto, de nuevo la longitud de una palma; y un tercer punto, a una distancia de cerca del ancho de tres dedos (cuando la mano se sostiene verticalmente sobre el cuerpo), en un punto un poco más abajo, de manera que toda la mano extendida casi alcanza la base del pliegue de las caderas. Estos importantes puntos son muy efectivos para aumentar la excitación sexual.

20. Los puntos de presión en la parte superior del muslo

Los puntos de presión en los muslos, en especial en la parte frontal de los mismos, están conectados a riñones, bazo y otros meridianos. Estos puntos son numerosos y con el fin de estimular la mayoría simultáneamente, se debe aplicar presión suave al área frontal interna de los muslos. Con el fin de estimularlos, es posible aplicar presión de diversas maneras, por presión constante, acariciándolos o con un masaje. Son muy efectivos para la excitación sexual y dan un nuevo sabor a la estimulación erótica que precede al acto sexual. También se puede aplicar presión durante el coito, con el fin de aumentar la experiencia.

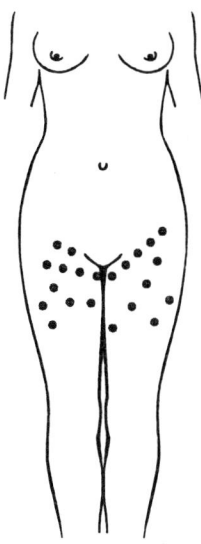

21. Los puntos de presión en el oído

Existen numerosos nervios en la superficie del oído externo, uno de los cuales está conectado al sistema nervioso autónomo, el cual también tiene una función en diversas acciones del sistema sexual. (Este punto en particular se ilustra abajo. El resto de los puntos no se señalan).

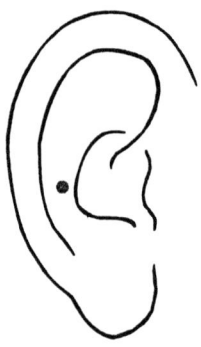

Aplicar presión al área del oído que está en paralelo con la sien es efectivo para tratar diversos estados de insuficiencia sexual y diversos problemas del funcionamiento sexual.

Además, como el resto de los puntos del oído, también ayuda a aumentar el deseo sexual, tanto durante la estimulación erótica que precede al acto sexual como en forma general, cuando la presión se aplica todos los días.

Debido a la gran cantidad de puntos en esta área, es buena idea aplicar diversas formas de tacto al oído, como mordisquear el oído, besarlo, chuparlo, tocarlo, presión suave, etc.

Tocar los puntos del oído externo causa un aumento de la excitación e intensifica la experiencia sexual, además de crear estimulación en el periodo previo al acto sexual. Por supuesto, ¡no olvides que hay dos orejas!

22. Los puntos de presión en la mano

La acción de este punto de presión es general y diversa, y refuerza todas las funciones del cuerpo. Se localiza en el hueco entre el pulgar y el índice en ambas manos, ligeramente en dirección a la base de la palma, a una distancia del ancho de un dedo debajo de la primera articulación del dedo índice, en la parte externa de la mano, paralelo al hueso, pero no en él.

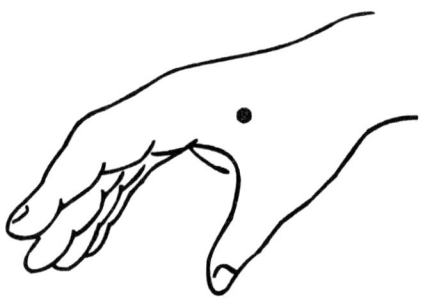

La presión se debe aplicar usando la técnica del "pellizco", en la que el índice del practicante se coloca sobre la parte carnosa del paciente y la presión se aplica en este punto con el pulgar.

Ambas manos se deben presionar cada vez, por unos cuantos segundos, y el procedimiento se debe repetir varias veces sin separar el pulgar del punto.

Este punto sirve para fortalecer y equilibrar el cuerpo en general, y la práctica diaria producirá una mejoría en todos los aspectos del funcionamiento sexual. El punto también se utiliza para aumentar el vigor sexual y se le puede aplicar presión durante el coito para intensificar la experiencia sexual.

23. El punto de presión entre las cejas

El punto se sitúa exactamente entre las cejas, al final del puente de la nariz... no exactamente en él, sino un poco por encima. El hueso se puede sentir abajo del punto de presión. Este punto es muy efectivo para reducir la tensión, el nerviosismo y la presión, y es útil para aliviar dolores de cabeza. No existe otro punto así en el cuerpo.

Como es muy tranquilizador, contribuye indirectamente a aumentar la vitalidad del cuerpo y a aumentar la fuerza sexual. Cuando se le aplica presión antes del coito o durante la estimulación erótica que precede al acto sexual, aumenta el goce y la habilidad para deshacerse de las preocupaciones cotidianas y concentrarse en el placer sexual. Por estas propiedades tranquilizantes, también es útil en casos de pérdida de la libido o de disminución del placer sexual como resultado de tensión o ansiedad.

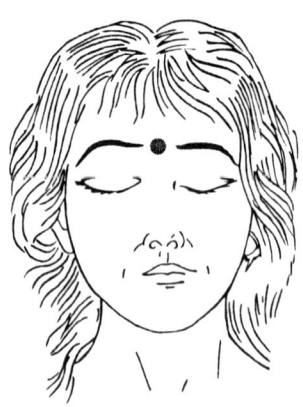

Se puede aplicar presión a este punto con el pulgar, pero es más fácil emplear el índice o el dedo corazón para aumentar la presión. Se debe usar una presión gradual en este punto, manteniéndolo ahí por unos cuantos segundos y después reducir en forma gradual la presión sin separar el dedo del punto. El procedimiento se debe repetir varias veces.

24. El punto de presión entre el labio superior y la nariz

Este punto está situado en la depresión entre el labio superior y la nariz. Ayuda considerablemente a liberar tensiones y presiones, y a lograr un estado de calma y serenidad. Además, se sabe que es un punto que contribuye a la estimulación de la belleza facial y de la piel de la cara. No existe otro punto así en el cuerpo.

Se debe aplicar presión gradual y suave a este punto, y la presión debe liberarse en forma también gradual sin separar el dedo del punto. El procedimiento se debe repetir varias veces.

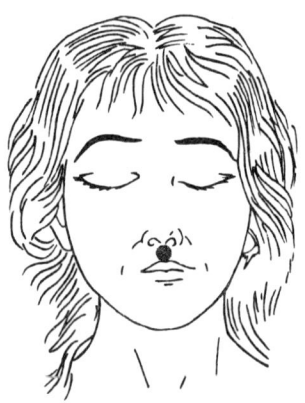

Mediante su acción tranquilizadora, este punto ayuda a aumentar el poder sexual, el goce durante el coito y la habilidad para concentrarse en el placer sexual. Además, ayuda a aumentar la vitalidad del cuerpo. Se recomienda usarlo en diversos problemas de disminución de la libido y la excitación sexual, que se relaciona con aspectos psicológicos de ansiedad y tensión.

Estos 24 puntos son los fundamentales en el *Shiatsu para Amantes*. En la segunda parte del libro, que se dedica sólo al *Shiatsu para Amantes*, enfatizaremos algunos de estos puntos (para fines de tratamiento específico) y nos extenderemos sobre el masaje y sus efectos... corriendo el riesgo de algo de repetición.

Date cuenta que algunos puntos están cercanos entre sí, por ejemplo, el número 23 está cerca y arriba del número 14; los números 1 a 10 están muy cercanos entre sí, etc. El resultado es que cuando se aplica presión a un punto, a veces activamos el punto que está cerca de él. Esto no perjudica en lo más mínimo.

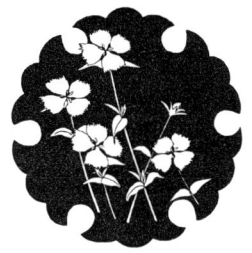

Un masaje empleando Aceites y Aceites Esenciales

Los aceite y los aceites esenciales tienen efectos maravillosos en la mente y el cuerpo. Es probable que todo masaje que realices con aceites sea más efectivo que un masaje sin ellos, ya que combina las ventajas del masaje mismo, además de las propiedades de los aceites. El masaje también es una forma extendida y aceptada de lograr que los aceites penetren al cuerpo a través de la piel.

El masaje combina el tacto, que es en sí un aspecto terapéutico (tanto en lo físico como en lo mental), con la acción de los aceites. En el caso de diversos dolores, en especial, de músculos, el alivio que produce el masaje con aceites esenciales es más significativo, como las condiciones que necesitan la reducción de hinchazón y congestión. El masaje causa una sensación de calma y relajación generales y, de acuerdo a la elección del aceite, es incluso probable ayudar a la persona a sentirse más alerta y vigorosa. En el plano mental, el masaje ayuda a eliminar los bloqueos energéticos, reduce la tensión mental, libera las reacciones mentales y eleva el nivel energético-vital.

Cuando tratamos problemas sexuales, es probable que la combinación de masaje con puntos de presión Shiatsu y con la mezcla correcta de aceites esenciales conduzca a un resultado más rápido, efectivo y completo. Existen muchos tipos de aceites esenciales que podemos emplear con el fin de lograr un sentimiento apropiado de calma que facilite la solución de los problemas sexuales; también podemos utilizar aceites esenciales con propiedades afrodisiacas.

Los aceites esenciales son muy importantes en el *Shiatsu para Amantes*. Ciertos aceites tienen propiedades afrodisiacas, es decir, son estimulantes sexuales que son muy poderosos, en especial durante un masaje Shiatsu cuya meta sea producir excitación sexual.

Cuando combinamos los aceites esenciales con un masaje, debemos recordar varias reglas importantes.

Los aceites esenciales tienen diferentes niveles de toxicidad y ningún aceite se debe aplicar directamente en el cuerpo.

Por la toxicidad de los aceites, sólo los usamos cuando se mezclan con aceites vegetales.

Hay una gran variedad de aceites vegetales, que tienen sus propias propiedades benéficas y curativas. Además, durante el masaje con aceites, los aceites vegetales también son importantes para facilitar significativamente la acción de dar masaje. La mano se desliza con más facilidad, la sensación es más cálida y más agradable, y el efecto es diferente (quizá incluso más satisfactorio) que durante un masaje sin aceites. Lo que es más, el uso de aceites durante el masaje es más simple, agradable y conveniente que el uso de diversas cremas.

Existe un gran número de tipos de aceites vegetales, y cuando preparamos una mezcla para el masaje, el cual también contiene aceites esenciales, tomamos en cuenta las propiedades de los aceites vegetales con el fin de recibir un resultado mejor y más efectivo.

En general, el porcentaje más alto de la mezcla de aceite vegetal es uno con una mayor capacidad de absorción, de manera que sea más fácil y efectivo lograr que se absorban los aceites con el masaje. Además, debemos darnos cuenta del olor del aceite vegetal; si tiene un olor picante, no lo usamos para tratamientos faciales y a veces ni siquiera para masaje general... sólo empleamos la cantidad más pequeña posible.

A continuación se encuentra una variedad de aceites vegetales que constituyen una base apropiada para preparar una mezcla para el masaje. También se pueden utilizar sin la adición de aceites esenciales, con el fin de facilitar la acción del masaje (pero cuando se combinan con aceites esenciales, los resultados son maravillosos).

- ❀ **El aceite de almendra dulce** se absorbe bien en el cuerpo, tiene una textura agradable, casi carece de olor y es apropiado para un masaje general del cuerpo.

- ❀ **El aceite de semilla de uva** se absorbe bien en el cuerpo, tiene una textura agradable, casi carece de olor y es apropiado para un masaje general del cuerpo.

- ❀ **El aceite de semilla de chabacano** se absorbe bien en el cuerpo, tiene una textura muy delicada y agradable, y casi carece de olor.

- ❀ **El aceite de semilla de durazno** se absorbe bien en el cuerpo, tiene una textura muy delicada y agradable, casi carece de olor.

- ❀ **El aceite de ajonjolí** tiene un contenido muy alto de minerales y vitaminas, pero por su densidad y relativamente baja capacidad de absorción en el cuerpo, se emplea sólo como aditivo en una mezcla de aceites **vegetales**.

- ❀ **El aceite de aguacate** tiene un contenido relativamente alto de vitaminas y minerales, pero por su capacidad de absorción es baja.

❀ **El aceite de germen de trigo,** que es rico en minerales y vitaminas, tiene importantes propiedades curativas para el cuerpo y la piel, y también funciona como antioxidante y conservador para mezclas de aceites que se conservan en botellas pequeñas. Sin embargo, es denso y viscoso, y su capacidad de absorción en el cuerpo es baja, de manera que no constituye más de 20% de la mezcla global.

❀ **El aceite de oliva** se usa sólo en casos raros cuando la persona sufre por un dolor severo en alguna parte del cuerpo. Tiene propiedades curativas únicas, pero es muy viscoso, no se absorbe con facilidad en el cuerpo y tiene un olor dominante.

Vale la pena mencionar los aceites cosméticos, de los que hemos añadido unas cuantas gotas o pequeñas cantidades a la mezcla general de aceites vegetales o de aceites vegetales y aceites esenciales, con el fin de añadir el efecto de belleza y elasticidad, además de la curación de llagas y cierto grado de alisamiento de arrugas, durante el masaje para tratar la piel.

Los siguientes aceites esenciales pertenecen a este grupo:

❀ El aceite de hierba de asno
❀ El aceite de escaramujos de rosa

❀ El aceite de pasionaria
❀ El aceite de camelina
❀ El aceite de borraja
❀ El aceite de semilla de cereza

Después de escoger un aceite vegetal apropiado para el masaje que queremos realizar, escogemos gran cantidad de aceites esenciales apropiados. Para preparar la mezcla, no utilizamos más de cuatro aceites esenciales a la vez, diluidos en aceite vegetal. Por supuesto, es posible usar sólo un aceite esencial, pero una combinación de hasta cuatro de ellos nos permite fortalecer la mezcla y darle equilibrio, para tratar diferentes aspectos del masaje al mismo tiempo, como tranquilizar, producir excitación sexual, aliviar dolores musculares, etc.

Cuando preparamos una mezcla de diversos aceites esenciales, debemos asegurarnos que los aceites son apropiados para el propósito general del masaje, como tranquilizar, producir excitación sexual, etc. No es menos importante asegurarnos que la mezcla esté equilibrada en su olor y fuerza.

Para preparar la mezcla, siempre usamos el doble de cantidad de cc (ml) de aceite vegetal a una gota de aceite esencial. Por ejemplo, para cuatro gotas de aceite esencial (o una gota de cada uno de cuatro aceites esenciales), empleamos 8 cc de aceite vegetal o de una mezcla de aceites vegetales.

Antes de que describamos los aceites que excitan sexualmente, proporcionaremos una breve lista de aceites que produzcan otros resultados importantes que pueden ser útiles durante el masaje.

Ante todo, mencionaremos los *aceites tranquilizantes:* toronja, bergamota, lavanda, ylang-ylang (un aceite maravilloso que también es un delicado estimulante sexual), benzoína, angélica, abeto siberiano, limón, mejorana, melisa, mandarina, nerolí (naranja amarga), madero de cedro, sándalo, petitgrain, pachuli (también se le considera un aceite estimulante sexual, pero no a todos les gusta el olor), esclarea, manzanilla, naranja, incienso, limoncillo, perejil, jazmín, luisa, mirra, hojas de laurel, rosa, agua de rosas, vetiver y tangerina. En general, todos los aceites de cítricos tienen efecto calmante tanto en la mente como en el cuerpo.

Un tipo adicional de aceites que se emplea durante el masaje es el de *aceites vigorizantes.* Durante un masaje para excitación sexual, podemos combinarlos en una mezcla que contenga aceites tranquilizantes y afrodisicacos, de manera que al final del masaje, la persona no esté demasiado adormecida para continuar disfrutando. Los aceites esenciales vigorizantes son: menta (cuando se emplea en pequeñas cantidades), cayeputi, pachuli (que es calmante y excitante sexual suave), petitgrain, eucalipto, cedro, toronja (que también es calmante), bergamota (que también es calmante), gaulteria, jengibre, siempreviva, gálbano, cilantro, incienso (que también es tranquilizante), limón (tranquilizante y vigorizante), mandarina, caléndula (que también es tranquilizante), neroli, menta verde, enebro, pimienta negra, citronela, trébol, tomillo rojo, alcaravea, canela, alcanfor, cardamomo y romero.

Cuando una de las metas del masaje es aliviar el dolor en los músculos o las extremidades, añadimos uno de los *aceites anestésicos* a la mezcla, ya que ayudan a reducir y aliviar el dolor. Los siguientes son aceites anestésicos: gálbano, lavanda (que también ayuda a fortalecer el cuerpo en general, además de calmar el cuerpo y la mente), abedul, neroli, apio, laurel, la delicada y agradable manzanilla, palo de rosa con sus maravillosas propiedades cosméticas y el estimulante romero.

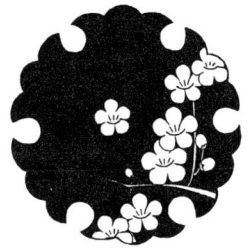

Aceites que excitan Sexualmente

*D*urante toda la historia se han empleado aceites para excitación sexual; se les consideraba el "arma secreta" de las seductoras famosas, las cuales tenían el hábito de untar su cuerpo y el de sus enamorados con ellos para intensificar la seducción, la excitación y la pasión sexual, y volverse irresistibles. Es más, aparte del maravilloso efecto que esos aceites tienen en las personas que carecen de problemas de libido o les falte excitación sexual, el uso de aceites de excitación sexual pueden ayudar a tratar a personas que experimentan una disminución de la libido o cualquier otro problema en esta área.

Los problemas de falta de libido (por lo general antes del coito o durante él) son fenómenos complejos que pueden ser producidos por una cantidad enorme de factores, algunos fisiológicos y otros psicológicos (significativamente más frecuentes). Son muy comunes los casos en que la situación no es crítica, como parejas que se sienten "aburridas" y experimentan una disminución de la libido, después de tener relaciones sexuales por un largo periodo.

A veces, la falta de libido puede surgir de las preocupaciones diarias, dificultades para relajarse, olvidar todo y tan sólo concentrarse en las sensaciones agradables.

Cuando se trate de problemas físicos (como vaginismo, ardor vaginal, dolor durante el coito que causa miedo al sexo, etc.) o psicológicos (y existen muchos, que abarcan de traumas sexuales, a una sensación de culpabilidad durante el sexo, a un miedo a perder el control, etc.), es importante identificarlos y buscar la ayuda holística, médica o psicológica apropiada.

La contribución de aceites esenciales para aumentar la libido tiene resultados excepcionales. Aparte de la calma que sirve como tratamiento de un grupo de problemas significativos que perjudican el goce de las relaciones sexuales (tensión, presión, ansiedad, incapacidad para relajarse y soltarse, etc.) algunos de los aceites esenciales tienen sorprendentes propiedades en el campo de la excitación sexual. Estos aceite se llaman *afrodisiacos*, y se han empleado por cientos de años. Existen muchas narraciones y leyendas sobre sus poderes de atracción y su capacidad para estimular la libido. Cualquiera que pruebe estos aceites es probable que descubra que estas historias contienen mucha verdad...

Entre los aceites afrodisiacos conocidos, algunos tienen un mayor efecto sobre una persona en particular, mientras otros tienen mayor efecto en otra. Existe una gran selección de aceites esenciales para la excitación sexual y en la siguiente lista es seguro que encuentres uno o más que te satisfagan.

※ El primero es el de rosa, que es un aceite sensual, y se emplea principalmente para la excitación sexual de las mujeres. Tiene la reputación de inspirar a la mujer una sensación de calor y confianza en su sexualidad. (Es importante distinguir entre aceite de rosa "absoluto", que es puro y en extremo costoso, y los aceites sintéticos y diluidos, o agua de rosa, cuya efectividad es significativamente menor).

※ El segundo aceite famoso por sus propiedades afrodisiacas es el jazmín. Este aceite se emplea para excitar sexualmente a los hombres, pero funciona igual en las mujeres. Este aceite es sensual y costoso, y se debe tener cuidado con las imitaciones.

※ El aceite de ylang-ylang, con su maravillosa fragancia, es un afrodisiaco muy efectivo. Algunas mujeres tienen el hábito de rociar aceite de ylang-ylang diluido en aceite vegetal en los labios vaginales con el fin de aumentar significativamente su excitación sexual y placer.

❀ El aceite de pachuli también es una afrodisiaco muy efectivo, pero cuando se piensa en rociarlo en el cuerpo, es importante verificar que su aroma es agradable para ambos miembros de la pareja, ya que hay personas que adoran el aroma poco usual, y otras no lo pueden tolerar.

❀ De la misma manera, la madera de cedro, el vetiver, el jengibre, la esclarea, el neroli y el sándalo son aceites afrodisiacos.

Es posible utilizar los aceites esenciales de diversas formas para excitar la pasión y el deseo sexual. Ante todo, son muy poderosos cuando se usan durante el masaje. Es probable que exciten al masajista y a quien recibe el masaje.

Un agua de baño que contenga alrededor de ocho gotas de aceites esenciales afrodisiacos, antes del masaje o de irse a acostar la persona sola o acompañada, puede ser enormemente satisfactorio.

Otro método para aumentar la libido y añadir otra dimensión de placer a la actividad sexual, es quemar aceite en un quemador para aceites esenciales. El quemador está lleno de agua, con una vela debajo. Se ponen diez gotas de aceites esenciales en el agua del quemador y se prende la vela. El quemador produce olores agradables y sexualmente excitantes en la habitación y es probable que contribuyan enormemente a aumentar el placer y el deseo sexual.

Recuerda que el masaje no se debe llevar a cabo sin diluir los aceites en aceite vegetal, y además, que los condones no deben entrar en contacto con los aceites esenciales, ya que los aceites dañan el caucho.

¿Quién se puede tratar con los masajes (y quién no puede)?

Como el masaje es un tratamiento muy poderoso que ejerce una fuerte influencia en el cuerpo, existen casos en que no se debe emplear.

- Infecciones virales o inflamaciones agudas.
- Fiebre alta
- Contusiones, heridas abiertas y quemaduras.
- Toda enfermedad cardiaca, incluso en situaciones de recuperación después de una enfermedad cardiaca o cirugía, o con marcapasos.
- Trasplantes de órganos.
- Metralla o clavos de platino en el cuerpo.
- Enfermedades agudas (como neumonía), para las que se toman medicamentos.
- Pacientes que ingieren "cocteles" de medicamentos, como ciertos casos de diabetes y SIDA.

- ❀ Cirugía de órganos internos, lo que impide los masajes por seis meses, y se debe consultar al médico del paciente.
- ❀ Tratamiento de pacientes de cáncer; consulta con el médico del paciente.
- ❀ Áreas inflamadas, congestionadas e hinchadas, como un esguince o una fractura.
- ❀ Venas muy inflamadas y venas varicosas en un estado de inflamación.
- ❀ A las mujeres embarazadas sólo las deben tratar practicantes que hayan aprendido técnicas específicas para mujeres embarazadas.

Preparación y método de Masaje

El masaje es un tratamiento muy íntimo y es de gran importancia para el resultado los sentimientos del paciente o del cónyuge (es decir, si éste se encuentra tranquilo, relajado y sereno).

La atmósfera de la habitación en que el masaje se lleva a cabo tiene un efecto significativo en el nivel de calma del paciente, y entre más calmado y cómodo esté, más efectivo será el tratamiento. Con este fin, tenemos que asegurar que la habitación esté bien ventilada, con un olor agradable.

Como parte del cuerpo del paciente se expone durante el masaje (la parte que no recibe masaje se debe cubrir con una sábana o una toalla), es importante que la temperatura de la habitación sea cómoda. Es posible que el frío perjudique el trabajo del masajista, al causar que el paciente se sienta incómodo, lo que haría que le fuera difícil relajarse, y algo aún peor, podría causar que los músculos se contraigan, lo que puede debilitar gravemente el resultado del tratamiento. Si el practicante (quien da el masaje) también está expuesto, el frío hará que sea difícil también para él.

La iluminación de la habitación debe ser tenue, relajadora y no molesta. Poner música calmante y relajadora puede ser maravilloso durante el tratamiento y a veces es muy importante para las personas que tienen un poco de miedo al contacto físico. En cualquier caso, es importante estar de acuerdo con la música, el volumen y el tipo.

Es importante para el paciente y para el practicante llevar a cabo el masaje en una cama apropiada, que permita el acceso conveniente a todas las áreas de masaje y que no haga que se lastime la espalda del practicante. (En este caso, es posible cambiarse a otra cama.) La cama normal para masajes es ideal para esto. Cuando llevamos a cabo un masaje erótico y excitante en nuestra pareja, también es una buena solución una cama doble, en tanto no sea tan suave que no nos podamos sentar con comodidad junto a nuestra pareja. Si la cama es demasiado suave, es posible que perjudique el equilibrio de la pareja que está dando el masaje.

Es importante asegurarse que la ropa de cama esté limpia y sea agradable, y al usar aceites esenciales durante el masaje, es buena idea usar una sábana desechable de manera que el aceite no ensucie la ropa de cama.

Cuando nos preparamos para el *Shiatsu para Amantes*, para excitación sexual, es muy importante preparar los aspectos secundarios para el masaje.

Un masaje después de una comida pesada puede ser desagradable. Por lo tanto, tanto el masajista como el paciente deben asegurarse de llegar al masaje sin la sensación de "pesadez" y con el sistema digestivo ocupado en digerir el alimento. Después de decir esto, tampoco deben llegar al tratamiento hambrientos y sin energía.

Lo mejor es que ambos ingieran una comida ligera de una hora a hora y media antes del masaje.

Antes del tratamiento, se debe permitir que el paciente se recueste por unos cuantos minutos para que entre en la atmósfera e inhale unas cuantas veces con respiración abdominal para relajar el cuerpo y soltarse. Durante un masaje de excitación sexual, la pareja que planea la experiencia placentera debe asegurarse que la transición a la etapa íntima sea grata y rápida, sin necesidad de "preparaciones de último minuto" que suspendan el efecto de excitación que se ha logrado durante el masaje o que causen que desaparezca. En un masaje erótico, la iluminación de la habitación debe ser tenue, suave y agradable. Con este fin, se puede usar una luz con reductor de la iluminación. Es probable que la luz romántica de velas normales o aromáticas colocadas en diferentes puntos de la habitación, y que proporcionen suficiente luz para ver con claridad, pero que aún así creen una atmósfera encantada y romántica, añadan otra dimensión de goce al masaje.

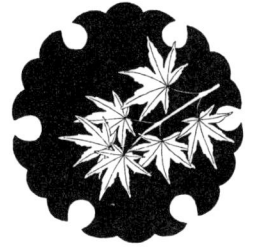

Consejo para el Masaje

Cuando nos proponemos llevar a cabo un masaje de todo el cuerpo, debemos tomar en cuenta que implica cierta cantidad de esfuerzo físico. Cuando la persona no es masajista profesional, es posible que se canse después de veinte minutos o de media hora de masaje... y un masaje de todo el cuerpo (en *Shiatsu para Amantes*) puede durar más de una hora. Por esta razón, es importante decidir si se practica un masaje de cuerpo entero o uno parcial, que se enfoca específicamente en los puntos de excitación sexual.

Por supuesto, es importante recordar, durante un masaje erótico, que no podemos pasar directamente a las "áreas estratégicas" ya que esto no producirá mucho placer. Un masaje erótico también tiene que abarcar todas las superficies del cuerpo pero en este caso, menos tiempo se necesita dedicar a ciertas partes y de esta manera se evita la fatiga.

Con el fin de no cansar nuestras manos, o poner manos frías o sin energía en el cuerpo del paciente, tenemos algunos movimientos de calentamiento que debemos realizar antes de comenzar el masaje: frotarse las manos vigorosamente, dar masaje a nuestros dedos con la yema del pulgar frotándola por la superficie de la mano, de un extremo al otro y repitiendo la acción con la otra mano. Después, debemos balancear los brazos hasta que se sienten más cálidos, más flexibles y llenos de energía.

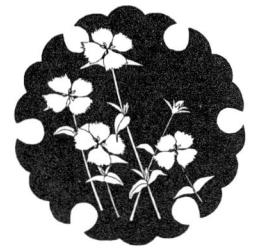

Un masaje para excitación Sexual, combinado con presiones de Shiatsu

Como ejemplo, presentamos un masaje de cuerpo completo que utiliza la mayoría de las técnicas de masaje que hemos mencionado antes, mientras se combina masaje con presión en puntos esenciales. En este masaje, la pareja escogió usar una mezcla de aceites aromáticos para excitación sexual, además de añadir estos aceites al agua para bañarse.

Antes del masaje, Michelle y Dan se relajaron en un baño de tina con aceites esenciales estimulantes. Añadieron dos gotas de aceite de jazmín, tres gotas de pachuli y cuatro gotas de ylang-ylang al agua caliente. Después de un baño de veinte minutos, se secaron y Michelle se recostó en la cama para disfrutar un lento y exquisito masaje.

Dan empezó calentándose las manos y los dedos. Unos cuantos minutos después, cuando sintió que sus manos estaban calientes y flexibles, untó una mezcla de aceites esenciales (los mismos que habían usado en el baño) y aceite vegetal en sus manos. Puso sus manos en los hombros de Michelle; ella estaba recostada y relajada, de espaldas en la cama, y Dan cubrió todo su cuerpo con una toalla de manera que la mantuviera caliente y empezó a darle masaje en la cara.

El masaje facial es relajador y tranquilizante, y ayuda a la persona a adoptar el estado de ánimo correcto para un masaje erótico. Primero, Dan colocó sus manos a ambos lados de la cabeza de Michelle. Sus palmas estaban en sus mejillas y sus pulgares presionaban con gran suavidad su frente. Sus manos se mantuvieron en esa posición por un momento. Después, empezó a dar masaje a la frente con movimientos largos. Cuando llegó al punto de presión entre las pestañas (un punto que alivia mucho la presión y la tensión, y favorece la relajación y la tranquilidad), colocó su dedo en el punto y aplicó presión constante por cerca de diez segundos, y luego redujo la presión en forma gradual y lenta, sin separar su dedo del punto. Repitió la acción tres veces. Continuó dando masaje a la cara de Michelle con suavidad, mientras se concentraba en el punto de presión en la parte superior del puente de su nariz. Aplicó presión gradual a este punto tranquilizador tres veces, manteniendo el dedo en el punto por cerca de siete segundos, y, sin separar el dedo del punto, reduciendo la presión en forma gradual. La presión en este punto es excelente en las etapas iniciales de un masaje erótico, ya que tranquiliza y ayuda a la persona a relajarse y soltarse para el resto del masaje.

Después de aplicar presión a este punto, Dan continuó con el masaje facial suave. Se concentró en los labios de Michelle, recorriendo su dedo sobre sus labios y trazando pequeños círculos en su superficie delicada. Después se concentró en el punto de presión que se localiza entre el labio superior y la nariz. Este punto también es muy apropiado en las etapas iniciales de un masaje erótico, ya que es muy efectivo para ayudar a la persona a liberar la tensión y la presión, eliminar las preocupaciones diarias y lograr un estado de serenidad y relajación. Luego, la persona puede concentrarse por completo en el placer sexual que proporciona el masaje. De esta forma, el punto ayuda a intensificar el placer del masaje y permite a la persona concentrarse en el goce sexual causado por el masaje erótico. Dan aplicó presión suave y gradual en el punto, liberándolo gradualmente, sin separar el dedo del punto, y repitió la acción tres veces.

Después de esto, continuó con el suave masaje facial, combinado con fricciones, recorriendo gradualmente la piel hacia las orejas de Michelle. Aplicó presión suave con las yemas de sus dedos índices hasta la superficie bajo la oreja, en el lóbulo, usando movimientos de tocar y presionar. También frotó su lóbulo, que es muy sensible a las caricias, los besos y el contacto oral, por las numerosas terminaciones nerviosas que contiene.

El contacto suave y agradable con el oído puede ser muy excitante sexualmente por esta razón. Después, Dan recorrió su dedo sobre los labios de Michelle. Primero trazando pequeños círculos con su dedo en el labio superior y después sobre el labio inferior.

Después Dan se paró detrás de Michelle y sujetó su nuca con suavidad. Jaló sus manos suavemente, una a la vez, deslizándolas hacia arriba por su nuca, y con un movimiento constante por la superficie posterior de la cabeza. Repitió el movimiento relajador tres veces, y la tercera vez, jaló las raíces de su cabello ligeramente, separando con suavidad los mechones entre sus dedos. Don avanzó a los hombros de Michelle. Aún parado detrás de ella, Dan colocó sus manos en sus hombros y realizó movimientos de empujar hacia delante, permitiendo que sus hombros sintieran el contacto con toda su palma. El siguiente paso fue hacer movimientos circulares en sus hombros sujetando un hombro con ambas manos y haciéndolo girar tres veces en dirección de las manecillas del reloj; esto se repitió con el otro hombro. Después de girar sus hombros unas cuantas veces, Dan empezó a amasar gradualmente los brazos con movimientos firmes pero suaves y con movimientos de jalar que son relajadores, hasta que llegó a la mano derecha.

Allí se concentró en otro punto importante de presión, que se localiza en el hueco entre el pulgar y el índice, ligeramente en dirección a la base de la mano, a una distancia del ancho de un dedo abajo de la primera articulación del índice, en la parte externa de la mano. Dan aplicó presión al punto usando la técnica de "pellizco", colocando sus dedos índice y corazón en la parte carnosa del pulgar y presionando con el pulgar en el punto tres veces sin separar el pulgar del punto, y después hizo lo mismo en la mano izquierda de Michelle. Después de repetir la presión en la mano izquierda, Dan recorrió hacia arriba el brazo con movimientos de masaje, y dio un poco de masaje a sus hombros de nuevo.

Después, empezó a deslizar sus dedos, con suavidad y lentitud, en dirección al pecho de Michelle, deslizando sus manos por la línea media de su pecho. Mientras aplicaba presión media, deslizó sus manos por el pecho y el abdomen hasta la línea púbica. Luego colocó ambas manos en lados externos de las costillas y lentamente levantó las manos en un movimiento circular hasta el pecho, mientras trazaba una ruta circular a lo largo de diferentes partes del pecho, desde el perímetro del pecho hasta los pezones. Realizó estos movimientos varias veces y después ahuecó sus manos sobre su pecho, colocándolas en un movimiento circular, masajeando y presionando con suavidad. Éste es un movimiento en extremo agradable, el cual, aparte de excitar sexualmente, es efectivo en mujeres premenstruales que sufren de congestión de los senos, ya que alivia mucho la congestión e incomodidad de los mismos.

Cuando terminó de dar masaje al pecho, Dan se preparó para tratar los brazos de Michelle. Llevó a cabo movimientos de masaje en sus brazos, desde la región superior hasta la palma y los dedos, jalando con suavidad los dedos y soltándolos. Empleó los movimientos de effleurage en el pecho y la región abdominal, y después llevó a cabo movimientos circulares en la región abdominal.

Mientras daba masajes a la región abdominal central, Dan se concentró en el punto de presión de "Órgano de Paso" que se ubica abajo del ombligo. Por lo general, este punto se emplea para mejorar el funcionamiento sexual y aumentar el vigor general; durante y después del masaje, aumenta la excitación sexual. Dan aplicó presión suave, firme y gradual a él, usando su dedo índice reforzado por el corazón, de manera que aumente la presión. Mantuvo su dedo en el punto por cerca de siete segundos, disminuyendo la presión en forma gradual sin separar el dedo del punto y repitió el procedimiento dos veces más.

Después de aplicar presión a este punto, descendió, deslizando sus manos con movimientos circulares suaves sobre el vientre de Michelle hasta el borde del abdomen, y efectuó suaves movimientos de tamborileo con los dedos... más una vibración que un tamborileo.

Cuando llegó a la región del hueso púbico, al final del abdomen, Dan se concentró en el punto de presión del "Hueso Deformado", que se localiza a una distancia del ancho de dos dedos sobre el hueso púbico. Aparte de mejorar y aumentar el vigor sexual, este punto excita a la persona casi inmediatamente después de que se presiona. Dan presionó el punto con suavidad, usando el índice, aumentando la presión en forma gradual y manteniendo el dedo en el punto por cerca de siete segundos. Después redujo la presión, también en forma gradual, y repitió la acción dos veces más. (Michelle, que estaba recostada en la cama y relajada, hizo inspiraciones profundas y lentas. Era obvio por su respiración que Dan había llegado a las zonas más erógenas de su cucrpo). Después descendió al punto de presión del "Extremo Medio", el punto más excitante durante el masaje y la estimulación erótica que precede al acto sexual. Aplicó presión suave y gradual al punto, usando la yema del pulgar, hasta que sintió resistencia al pulgar y en ese momento mantuvo el pulgar en el punto por cerca de diez segundos. En forma gradual redujo la presión hasta que su pulgar se elevó a la superficie ligeramente elástica del abdomen. Sin separar el pulgar del punto, repitió el procedimiento dos veces más.

En este momento, Dan pidió a Michelle que se volteara sobre su estómago. De nuevo, se untó aceite en las manos y empezó a realizar movimientos circulares y para calentar de effleurage por toda su espalda, enfatizando los hombros al final del movimiento circular e inclusivo.

Luego realizó unos cuantos movimientos de masajear, usando la palma y los dedos, sujetando un poco de carne en su mano. Hizo esto con suavidad en la espalda y los hombros de Michelle. Unos cuantos minutos después, empezó a hacer movimientos de presión (petrissage) sujetando con suavidad la piel entre su pulgar y los demás dedos, y haciéndola girar hacia arriba y hacia abajo, por toda la espalda de Michelle.

Después de pasar cerca de veinte minutos tratando su espalda, liberando tensión y dolor, mientras ella disfrutaba de su estado de relajación y tranquilidad, Dan empezó a aplicar presión a los numerosos puntos esenciales en su espalda.

Aplicó presión a la región baja de la espalda con todos sus dedos, de manera que se estimularán simultáneamente tantos puntos como fuera posible. Aplicó presión más fuerte a esta región que la usada en los puntos de las regiones facial y abdominal, prestando atención a las reacciones de Michelle, y asegurándose que sintiera la presión firme, pero aún placentera. Se concentró en las regiones de ambos lados de la columna vertebral, mientras movía sus manos en la región que se encuentra un poco debajo de la cintura hasta el pliegue de las caderas.

Cuando terminó de aplicar presión a esas áreas, Dan empezó a masajear las caderas, con presión fuerte que liberó todas las zonas tensas. Después, llevó a cabo movimientos temblorosos que fueron tan liberadores que Michelle soltó la risa. Los movimientos de sacudida de las caderas relaja mucho los músculos y también libera presión mental al mismo tiempo. Después Dan extendió un poco más de aceite en sus manos y dio masaje a las caderas de Michelle con movimientos circulares. Con mucha lentitud, avanzó a los muslos.

Dio masaje a esta región con movimientos de amasar. Sujetó su muslo con ambas manos, con sus pulgares en la parte externa del muslo y descendió toda la longitud de su muslo usado los dedos. Con esta forma de masaje, que abarca todo el muslo, Dan lentamente llegó a las pantorrillas de Michelle. En la región de los muslos, Dan sintió mucha tensión, que probablemente tuvo su origen en el hecho de que Michelle pasaba muchas horas parada en su trabajo. Como no quería atacar la zona de rigidez en forma tan agresiva, realizó varios movimientos circulares para suavizar el área y después empezó a masajear la parte posterior de las pantorrillas con suavidad, aumentando en forma gradual la fuerza de la presión.

Después realizó movimientos de presión en su pantorrilla, sujetándola por ambos lados con sus manos, sus pulgares presionando el lado interno de la pantorrilla, y sus palmas sosteniendo el movimiento vertical de presión al colocarlas en el lado externo. Dan se concentró en el punto de presión de la base de la pantorrilla, en su parte más baja, en el lado interno de la pierna. Aplicó presión al punto empleando la técnica de "pellizco", manteniendo el pulgar en el punto por cerca de siete segundos y liberando la presión en forma gradual sin separar el dedo del punto. Repitió el procedimiento tres veces, y después pasó a la otra pantorrilla de Michelle. Este punto aumenta el vigor sexual y ayuda a la persona a experimentar sensaciones más poderosas durante la actividad sexual.

De aquí fue fácil continuar al punto en la planta del pie, localizado entre las dos partes carnosas de la planta, ligeramente en dirección a su dedo gordo. Dan aplicó presión cada vez mayor al punto... sin embargo, sin causar dolor; mantuvo su dedo en el punto por cerca de siete segundos y redujo la presión en forma gradual, sin separar el dedo del punto. Repitió el procedimiento tres veces y después hizo lo mismo con el otro pie.

Con movimientos suaves y circulares, Dan volvió a recorrer hacia arriba los muslos una vez más, con la meta de llegar al punto de presión que se localiza en el lado externo de éstos. Aplicó presión al punto con su mano abierta en la parte inferior de sus caderas y su pulgar aplicó presión gradual al punto. Mantuvo a su pulgar allí por cerca de siete segundos, y después redujo la presión en forma gradual sin separar el pulgar del punto. Repitió el procedimiento tres veces, y después hizo lo mismo en el otro muslo.

En este momento, Dan pidió a Michelle que se recostara sobre su espalda de nuevo. Empezó a presionar los puntos esenciales ubicados en la parte frontal de pantorrillas y muslos, comenzando en las plantas de los pies. Mientras daba masaje a las plantas de los pies de Michelle, los amasó y llevó a cabo movimientos circulares y relajantes. Empezó a aplicar presión en uno de los puntos del meridiano del bazo, localizado sobre su tobillo, que es un punto que es muy estimulante para el sexo y vigorizante. Dan empleó la técnica de "pellizco" para presionarlo, manteniendo sus dedos en el punto por cerca de siete segundos y liberando la presión en forma gradual. Repitió el procedimiento tres veces en cada tobillo.

Después, amasando las pantorrillas, que ahora estaban más relajadas, después del masaje y podían tolerar que se les aplicara una presión más fuerte, subió por ellas y llegó al primer punto esencial localizado bajo la rodilla. Este punto es muy valioso para aumentar la excitación sexual. Dan aplicó presión al punto con su índice, colocando su dedo corazón en el índice para aumentar la presión. Aplicó presión cada vez mayor al punto, mantuvo su dedo en el punto por unos cuantos segundos y redujo la presión en forma gradual. Repitió el procedimiento dos veces más y después hizo lo mismo en la otra pantorrilla, utilizando movimientos de amasar hasta que llegó al punto de presión debajo de la otra rodilla. Repitió el procedimiento.

Mientras sus manos aún sujetaban la pierna izquierda de Michelle, comenzó a aplicar presión al punto que se utiliza para aumentar excitación sexual, y que se encuentra en la parte interna de la pierna, junto a la rodilla. Dan empleó la misma técnica para aplicarle presión por unos cuantos segundos y repitió el procedimiento dos veces más. Después volvió a la pierna derecha para aplicar presión al mismo punto allí.

Después, empezó a aplicar la técnica de amasar a la rodilla, colocando ambas manos alrededor del área externa de la rótula y estimulando el área mediante una serie de presiones suaves. Después de realizar este procedimiento en su pierna izquierda, aplicó presión al punto en el lado externo de su pantorrilla. Con el fin de aplicar presión al punto, Dan envolvió la rodilla de Michelle con su mano y usó su pulgar para aplicar la presión. Lo hizo varias veces, aplicando presión gradual al punto, manteniendo su pulgar en el punto por cerca de diez segundos, reduciendo la presión en forma gradual y repitiendo el procedimiento. Aplicar presión a este punto es maravilloso para mejorar todos los aspectos del funcionamiento sexual, aumentar el vigor sexual e intensificar la experiencia sexual. Lo que es más, también es muy tranquilizador y ayuda a la persona a sentirse más abierta y preparada en lo mental y lo físico para el coito.

Después de que Dan aplicara presión al mismo punto en la otra pierna, subió al muslo, usando movimientos agradables, suaves y de compresión, hasta que alcanzó el punto cerca del muslo. Este punto también es muy efectivo para aumentar la excitación sexual y el deseo. Dan aplicó presión gradual y después redujo la presión en forma gradual, repitiendo el procedimiento tres veces en cada pierna y pasó al punto en el muslo superior de Michelle. En esta área, existen numerosos puntos de excitación y con el fin de estimular muchos de ellos simultáneamente, Dan aplicó presión suave al área frontal interna de los muslos. Estimuló los puntos, los cuales causan excitación sexual y aumento del deseo en forma casi instantánea, de diversas formas. Primero, acarició la región, después continuó aplicando presión firme y después dio masaje a la zona de cada muslo con ambas manos.

Para ahora, Michelle se estaba sintiendo muy excitada sexualmente, pero Dan no se detuvo. Sabía que con el fin de intensificar la experiencia, no debía detener el tratamiento en este momento. Llegó al punto ubicado en el hueso púbico. Después de aplicar presión al punto varias veces, aún frotando suavemente la parte inferior del cuerpo del Michelle, empezó a concentrarse en el meridiano del "Vaso de la Concepción". Aplicar presión a estos puntos puede constituir una conclusión maravillosa para un masaje erótico, ya que después de presionarlos es posible empezar el coito, porque el nivel de excitación es extremadamente alto.

Los puntos del meridiano del "Vaso de la Concepción" son los más importantes en la estimulación erótica, de manera que se les debe aplicar presión hacia el final del masaje. Los puntos se localizan a lo largo de la línea media de la parte baja del abdomen. Dan empezó a aplicar presión a los puntos de la región del hueso púbico, a lo largo de la línea media, varias veces a cada punto, sus dedos ascendiendo una distancia del ancho de dos dedos sobre el ombligo. Dan esperó para aplicar presión al punto más importante para la estimulación sexual... "El Punto de Reunión del Poder Femenino", que se localiza entre el ano y los genitales, el punto más poderoso en el grado de estimulación que produce... hasta el coito mismo.

Ahora, para terminar el masaje, Dan tomó una pluma larga y suave, de avestruz, y empezó a moverla por encima del cuerpo de Michelle, concentrándose en sus partes íntimas. Michelle, que no podía tolerar la estimulación ligeramente cosquillosa de la pluma, se sintió completamente excitada y llena de energía, se sentó y jaló a Dan hacia ella.

Ahora pasaron a la segunda etapa del masaje erótico, en la que el masaje era sólo un detalle marginal...

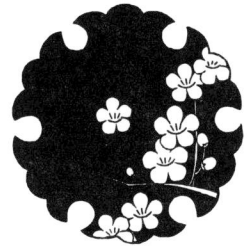

Shiatsu para Amantes

Hasta este punto, te has familiarizado con los fundamentos del Shiatsu, los meridianos y los puntos de presión, y has aprendido mucho sobre masajes (incluyendo el masaje con aceites) y presiones. Sin duda ya estás familiarizado con las técnicas de masajes y presión, además de la localización de los 24 puntos "sexuales" más importantes en el *Shiatsu para Amantes*.

Aunque hemos presentado el tema en general, hay cierto grado de repetición en lo que ya se ha escrito (principalmente en la elaboración de los puntos y en la explicación del masaje erótico) en las descripciones del *Shiatsu para Amantes*.

Ahora avanzaremos a la segunda parte del libro, en la que nos concentraremos en el *Shiatsu para*

Amantes. En esta parte, presentaremos las presiones preferidas para el *Shiatsu para Amantes*, examinaremos varios problemas y condiciones que necesitan tratamiento especial, y nos prepararemos para el plato fuerte de la tercera parte, que incluye historias verdaderas sobre las maravillas del *Shiatsu para Amantes*.

Daré por sentado que estás familiarizado con lo que apareció en la primera parte del libro, y en consecuencia, usaré principalmente los nombres de las presiones, sin entrar en detalles sobre lo que ya se describió. Todo término que aparece aquí se explica en la primera parte del libro.

Técnicas únicas de presión en Shiatsu para Amantes

En el *Shiatsu para Amantes*, existen dos grupos de técnicas de presión. El primero se usa durante el coito y forma parte de la estimulación erótica que precede al acto sexual y durante éste. El segundo se emplea para estimular y acumular vigor sexual.

En la segunda técnica, el efecto es acumulativo, ya que la técnica se aplica todos los días, o varias veces a la semana, con el fin de excitar, equilibrar y estimular la vitalidad sexual y el vigor, y resolver diversos problemas sexuales. Esta técnica no se relaciona directamente con hacer el amor y se la puede aplicar la persona misma, sin embargo, siempre es preferible que el otro miembro de la pareja aplique las presiones.

Las técnicas de presión de Shiatsu del primer grupo se aplican durante la estimulación erótica que precede al acto sexual y después de él, y su meta es ser parte de la acción. Las técnicas de presión aumentan e intensifican el placer durante la estimulación erótica que precede al acto sexual y preparan al cuerpo para la liberación orgásmica, además de aumentar e intensificar el orgasmo en sí.

Son muy importantes cuando la vida sexual de la pareja parece aburrida, rutinaria o no es satisfactoria, o cuando existen problemas específicos en el funcionamiento sexual. Más adelante, nos concentraremos en estos puntos. Recuerda que se tienen puntos cuyo propósito es fortalecer y excitar una libido perezosa y, por otro lado, son puntos que ayudan a disminuir la libido excesiva.

La ventaja del *Shiatsu para Amantes* es que no requiere de fuerza física, y toda persona normal puede aplicar las presiones con mucha facilidad. Además del aspecto físico de los puntos de presión, contribuyen a la cercanía y a la toma de conciencia psicológica de la pareja. Se recomienda que incluso cuando un miembro de la pareja sufre de algún tipo de problema sexual, ambos miembros se proporcionen placer uno a otro con las presiones del Shiatsu. El efecto de la aplicación de presión mutua, durante el coito o separada de él, es algo poderoso, extendiéndose más allá de la estimulación de los puntos. Las presiones enseñan a las personas a tocarse unas a otras y a descubrir qué tipo de tacto disfruta y encuentra agradable la otra persona; les ayuda a saber y aceptar su propio cuerpo y el de su pareja, y ayuda a eliminar barreras, inhibiciones y miedos psicológicos que las personas tienen respecto a las relaciones sexuales.

Practicar la aplicación de las presiones es muy simple y todos pueden hacerlo, en forma individual o en parejas. La localización de los puntos de presión es idéntica en hombres y en mujeres, pero varía con relación a la constitución física de cada individuo, dependiendo del tamaño y la altura.

Localizar los puntos es muy sencillo, pero recuerda que ubicaciones como "el ancho de cuatro dedos" o "la longitud de una palma" se refiere al cuerpo del *paciente*, es decir la persona que recibe el Shiatsu. Por lo tanto, cuando te propones aplicar presiones a tu pareja, debes medir los puntos *de acuerdo al ancho o longitud de sus dedos*.

La fuerza de la presión que se aplica es media (no muy fuerte ni muy débil), y debes presionar hasta un poco antes de que duela; sin embargo, no debes llegar a que se presente dolor. En el caso de una persona con sobrepeso, la presión debe ser ligeramente mayor con el fin de llegar a los puntos. En el caso de una persona muy delgada, la presión debe ser más ligera y superficial. Conforme envejece una persona, disminuye la sensibilidad de los nervios en ciertos lugares, lo que significa que esos puntos necesitan mayor estimulación. No debes presionar con demasiada fuerza, debes hacerlo por *más tiempo* con el fin de asegurar la estimulación correcta y óptima del punto.

Los tipos de presión

En el *Shiatsu para Amantes*, empleamos principalmente cuatro tipos de presión que se detallan aquí, además de una pequeña variedad, o una grande, de técnicas de masaje que preceden o se combinan con los tipos de presión. Es buena idea practicar estas presiones... en especial en uno mismo, con el fin de sentir la sensación y aprender el grado de fuerza necesario para cada tipo de presión.

Presión del pulgar: La forma más conveniente y efectiva de presión se aplica con el pulgar. Mediante este tipo de presión es posible emplear mucha fuerza y presionar a gran profundidad en la carne.

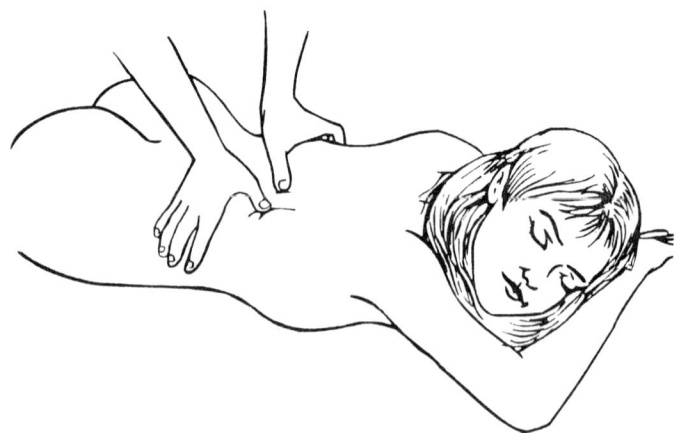

Es importante asegurarte de tener las uñas cortas antes de aplicar la presión, ya que durante una presión vertical con el pulgar, que es la más efectiva, las uñas largas pueden lastimar a tu pareja.

Presión del dedo: Otra forma de presión es la que se aplica con el dedo índice o el corazón. Como no es fuerte la presión aplicada por estos dedos, puedes presionar con el dedo índice mientras refuerzas con el dedo corazón, que presiona la articulación superior del índice.

Presión de "pellizco": En ciertas regiones del cuerpo, es más fácil aplicar presión de pellizco. Esto no significa pellizcar con los dedos, sino más bien un "pellizco" con toda la palma o con algunos de los dedos, con el fin de sujetar el lugar en que se ubica el punto.

Esta técnica se puede aplicar a un punto en particular con el fin de aumentar la presión de pulgar o para presionar con mayor firmeza con el pulgar. En un caso así, la mayor parte de la fuerza de la presión se debe transferir al pulgar.

Es preferible usar esta técnica sólo en casos en que no es posible usar únicamente el pulgar, por ejemplo, cuando se presionan los lados del tobillo, o ciertos puntos de la palma de la mano. En cualquier caso, la presión se aplica con el pulgar, que es el "presionador" principal en esta técnica, mientras los dedos sirven como contrasoportes.

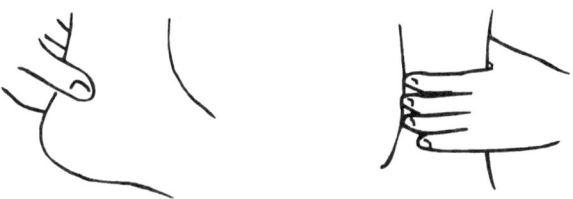

Presión usando la parte carnosa de las palmas: Este tipo de presión se utiliza cuando necesitas presionar un área grande, en dos o más puntos en forma simultánea o en un área que contiene un gran número de puntos muy cerca unos de otros.

En esta técnica, tus palmas se colocan en paralelo una con la otra sobre el área y la presión de tu cuerpo se encauza a las partes carnosas de las palmas. Esta forma de presión crea un tipo de presión fuerte y firme en los puntos.

La presión se debe aplicar en forma gradual, llegando a un nivel *antes* del punto en que la persona empieza a sentir un poco de dolor. Es en este momento en que debe cesar la presión y el dedo debe mantenerse en el punto entre cinco y diez segundos.

Después de esto, la presión ejercida por el dedo se debe reducir en forma gradual, hasta que el dedo está tocando el punto sin presión alguna.

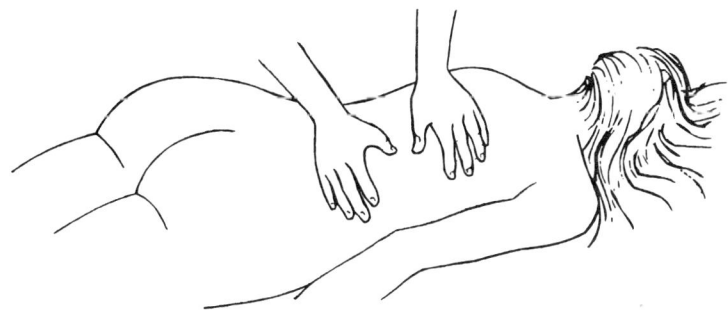

Recuerda que no debes picar el punto en forma rápida y repentina, o liberar el dedo abruptamente; todo se debe hacer con lentitud y en forma gradual.

Cuando tu dedo está tocando el punto sin emplear presión, debes esperar cerca de cinco segundos y luego, sin separarlo del punto, empezar gradualmente a aplicar presión de nuevo. Por lo general, este procedimiento se debe repetir tres veces antes de avanzar al siguiente punto.

Durante la presión, no gires el dedo, no "caves" con él, ni lleves a cabo movimientos de masaje. La presión debe ser directa y firme.

Ahora pasaremos a inspeccionar los problemas y condiciones en que el *Shiatsu para Amantes* (aplicar presión a ciertos puntos) ayuda a proporcionar alivio, curación y soluciones a problemas en el campo sexual que están muy extendidos entre los hombres y las mujeres.

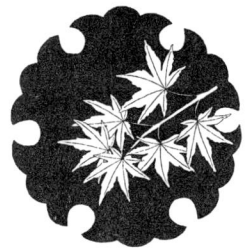

Problemas, Enfermedades y Tratamiento

Aliviar calambres y dolores menstruales

Los calambres y otros dolores y síntomas que acompañan al periodo mensual se pueden aliviar con gran efectividad mediante la aplicación de las presiones del Shiatsu. Por su importancia, vamos a explicar en detalle todos los ocho puntos principales para esta situación.

Por favor, date cuenta de que a partir de este momento, los números en corchetes se relacionan con la lista de puntos de la primera parte del libro.

El punto de presión debajo de la rodilla, ligeramente hacia el lado interno de la pierna [9]: Aplica la presión en forma gradual con el pulgar, mantén el dedo en el punto por entre cinco y diez segundos, después reduce la presión en forma gradual. Repite este procedimiento al menos tres veces.

El punto de presión en la base de la pantorrilla, en el lado externo de la pierna [11]: Es más fácil apretar este punto usando presión de "pellizco", pero también puedes presionarlo con tu índice reforzado con el dedo corazón en su articulación superior. Aplica la presión en forma gradual, mantén el dedo en el punto por cerca de siete segundos y después reduce la presión en forma gradual. Sin separar el dedo del punto, repite este procedimiento al menos tres veces.

El punto de presión sobre la rodilla, hacia el lado interno de la pierna [12]: Esta presión es fácil de aplicar si rodeas la rodilla de tu pareja en tu palma y aplicas presión en forma gradual con el pulgar, mantienes el dedo en el punto por siete a diez segundos y después reduces la presión en forma gradual. Sin separar el pulgar del punto, repite este procedimiento tres a cinco veces.

El punto de presión en la parte externa del muslo [13]: Otra persona debe aplicar la presión a este punto, mientras la mujer que recibe el tratamiento está de pie. Se aplica presión gradual al punto con el pulgar, manteniéndola por cerca de siete segundos, y se reduce la presión en forma gradual. Sin separar el pulgar del punto, se repite este procedimiento al menos tres veces.

El punto de "Intersección de los Tres Yins" [1]: Debes emplear la técnica del "pellizco", con el pulgar sobre el punto y los dedos sirviendo como soportes. Aplica la presión en forma gradual, de ligera a media, y mantén el pulgar en el punto por cerca de siete segundos. Reduce la presión en forma gradual y, sin separar el pulgar del punto, repite este procedimiento al menos tres veces.

El punto "Mar de Sangre" [2]: La presión en este punto se aplica mientras la mujer está sentada en una silla y su pareja cubre la rótula con su mano. El punto se localiza bajo su pulgar, mientras la pareja está sentada en el piso (o en un cojín) frente a ella. La presión se debe aplicar en forma gradual al punto, el pulgar se debe mantener en el punto por cerca de diez segundos y después se reduce la presión en forma gradual. Sin separar el pulgar del punto, se repite este procedimiento al menos tres veces.

El punto "Chi Original" [3]: Este punto se localiza a mitad del abdomen. Utiliza el pulgar o el índice, aplicando la presión en forma gradual pero suave, y mantén el dedo en el punto por cinco a diez segundos. Reduce la presión en forma gradual, y, sin separar el dedo del punto, repite este procedimiento alrededor de tres veces.

El punto "Caminar Tres Millas" [4]: Este punto se localiza a una distancia de cuatro anchos de dedo debajo de la rótula. Con los dedos rodeando la rótula, aplica presión gradual con el pulgar, y reduce la presión en forma gradual. Repite el procedimiento al menos tres veces. Este punto es el más importante, y también se usa para fortalecer en general.

Con el fin de obtener resultados óptimos al aliviar los dolores y calambres menstruales, además de los desequilibrios emocionales, etc., estas presiones se deben aplicar todos los días (durante el periodo), al menos tres veces en cada punto. Es mejor aplicar presión a todos los puntos, pero puedes arreglártelas con sólo algunos de ellos.

Puntos para aliviar síntomas menopáusicos

Se ha demostrado que la presión Shiatsu es muy efectiva para aliviar síntomas menopáusicos, como bochornos de calor y frío, dolor de espalda, estremecimientos, sensaciones repentinas de cansancio, etc.

Además, estas presiones alivian los aspectos emocionales de la menopausia en gran medida.

Los puntos que se emplean para aliviar los síntomas de menopausia son:

El punto en el puente de la nariz, entre las cejas [14]: (Sólo uno en el cuerpo).

El punto en la planta del pie, entre las dos partes carnosas del pie, ligeramente hacia el dedo gordo [15]. La presión se debe aplicar a ambos pies.

Puntos para aliviar los síntomas de la crisis de la edad madura en los hombres

La crisis de la edad madura en los hombres se puede manifestar mediante síntomas mentales y emocionales, más que físicos. En general, este periodo se presenta en los hombres entre las edades de 45 y 55 años. La condición se puede expresar en una sensación de desilusión general en la situación de la persona en la vida (una sensación de potencial sin satisfacer en el punto de vista de negocios, intelectual o económico, una sensación de haber desperdiciado la vida en la carrera incorrecta, falta de interés o aburrimiento con respecto a la vida, falta de satisfacción del círculo social, sensación de soledad, etc.)

Es posible crear una situación en que la importancia de la vida sexual del hombre se deteriora como resultado de una pérdida de interés; esto afecta el acto sexual mismo y conduce a un círculo vicioso destructivo. A veces, esta situación conduce a una búsqueda de excitación sexual extramarital, que causa sentimientos de culpabilidad.

Es posible aliviar esta condición mental y psicológica si se aplica *Shiatsu para Amantes*. Si la pareja (la esposa) es la que está aplicando la presión, se logra una ventaja adicional, la de reunir a la pareja. El hombre recibe una sensación alentadora de atención, tacto y suavidad, aspectos para los que no hubiera sabido expresar su necesidad. Aparte de las presiones de Shiatsu, estos aspectos también lo ayudan a superar la crisis de la edad madura.

La presión se aplica principalmente en los puntos generales de fortalecimiento, como el punto "Chi Original" [3], que se localiza en el centro del abdomen. Este punto se debe presionar con el pulgar o con el índice reforzado por el dedo corazón para aumentar la presión. Ésta se aplica en forma gradual, y el dedo se mantiene en el punto por cerca de diez segundos, mientras la persona realiza respiraciones profundas que llenen el hueco del estómago. Luego se reduce la presión en forma gradual. Es muy importante no separar el dedo del punto en forma abrupta, sino más bien liberar la presión con lentitud y en forma gradual. Este procedimiento se debe repetir al menos tres veces, sin separar el dedo del punto.

El segundo punto es el de "Caminar Tres Millas" [4], que se localiza a una distancia de cuatro anchos de dedo debajo de la rótula. El punto se debe presionar de la misma manera que el "Chi Original". El procedimiento se debe repetir al menos tres veces. Además de estos puntos, también es posible que todos los demás que se presionan durante el juego amoroso alivien los síntomas de la crisis de la edad madura.

Frigidez

Este difícil problema, que caracteriza a muchas mujeres, suele dividirse en dos tipos principales cuando se diagnostica: Primero, cuando la mujer no siente ninguna excitación sexual durante el coito, y, segundo, cuando hay excitación sexual, pero desaparece en cierto punto, y no alcanza el orgasmo.

Lo primero que la mujer debe hacer es determinar por sí misma si en realidad es frígida. Si siente placer durante el coito, encuentra satisfacción y alcanza el orgasmo, sin importar su intensidad, no es frígida. Debe darse cuenta de las sensaciones que tiene durante el acto sexual. No importa lo comprensivo y consciente que es su pareja, él no puede determinar esto.

Se sabe que todos los puntos de excitación sexual que se utilizan en el *Shiatsu para Amantes* tienen un efecto significativo en este problema, y con la aplicación persistente de presión en estos puntos, se pueden lograr buenos resultados.

De los puntos **5, 6, 7, 8, 10, 11, 16, 17, 18, 19, 20, 21, 22 y 23**, se deben escoger cinco a ocho y aplicar presión en ellos dos veces al día por unas cuantas semanas.

Aparte de los puntos de excitación sexual, existen meridianos específicos que también pueden conducir a buenos resultados cuando se aplica presión a ellos. El meridiano del estómago, junto al hueso púbico y debajo de la rodilla; el meridiano del hígado, cerca del muslo; el meridiano del bazo, en el lado interno de la pierna, cerca de la rodilla; y un punto en el meridiano sobre el tobillo. (El último tratamiento pertenece al Shiatsu, al Zen Shiatsu y a los ejercicios meridianos, y no se describen en este libro).

Puntos preferidos para excitación sexual

En el Shiatsu para Amantes existen cuatro zonas principales de excitación en la espalda, la parte baja del abdomen y el perineo, el muslo y la oreja.

La espalda

Alrededor del sacro (el hueso grande en la base de la columna vertebral) hay gran cantidad de nervios que suministran energía a los órganos reproductivos. Estos nervios, junto con los nervios de la parte baja de la espalda, controlan casi todas las funciones vitales de la parte inferior del cuerpo, como la erección, el coito, etc. Es posible estimular 12 a 15 nervios de manera simultánea con cada aplicación de presión. Ésta se puede aplicar con todos los dedos en forma simultánea o con toda la mano.

La presión se aplica en forma gradual, de ligera a media, en áreas descritas en el punto número 19.

El punto "Vaso de la Concepción" o perineo

El perineo es el espacio entre los genitales y el ano en ambos sexos. El punto del perineo se localiza en el meridiano del "Vaso de la Concepción" [8], y es, de hecho, el primer punto del meridiano.

El punto del perineo es uno de los más importantes para la estimulación erótica y para tratar diversos tipos de problemas sexuales.

El meridiano continúa a lo largo de la línea central de la parte baja del abdomen. Todos los cinco puntos de este meridiano son muy importantes para la excitación sexual y se pueden estimular durante la estimulación erótica que precede al acto sexual, o para fortalecer y equilibrar el sistema sexual todos los días. Los puntos comienzan en el hueso de la ingle, continúa hacia arriba por la línea media, y llega a cerca de dos anchos de dedo sobre el ombligo. Estos puntos están cerca entre ellos e incluso están sobre otros puntos que se emplean en el *Shiatsu para Amantes* (ve el comentario de la página 88).

Puntos en la parte alta del muslo

Los puntos en los muslos (principalmente los de la parte frontal) son muy numerosos y se extienden por una superficie ancha y es difícil no atinarles cuando se aplica presión suave a la región interna y frontal de los muslos. Se pueden estimular en cualquier forma: con presión constante, por frotamiento y por masaje. El punto principal es el número 20, pero el 13 y el 17 también participan.

Puntos en el oído

Existen numerosos nervios en el oído [21]. Uno de ellos es el vago, que recorre de la base del cerebro a todo lo largo del cuerpo, enviando señales a muchos otros nervios y tiene una función en el sistema nervioso autónomo. Este sistema, que supervisa muchas acciones involuntarias en el cuerpo, también tiene un papel en diversas acciones de los sistemas sexual y reproductor. Esto significa que diversas formas de tocar el oído, como mordisquearlo, besarlo, chuparlo o tocarlo, causan excitación sexual y son efectivas durante el juego del amor.

Es probable que la presión en la parte del lóbulo que está paralela a la sien sea efectiva en muchas situaciones de disfunción sexual y en diversos trastornos sexuales. Si se trata todos los días, también aumenta la libido en general.

Puntos "distantes" para tratar problemas sexuales

Se aplica presión a estos puntos todos los días con el fin de mejorar todos los aspectos de la función sexual y aumentar la potencia. Durante el coito, también sirven para intensificar la experiencia sexual. Estos puntos fortalecen todo el cuerpo.

Se llama "distantes" a estos puntos porque están ubicados lejos de los genitales. Se pueden usar en la práctica diaria, en situaciones en que es imposible aplicar presión a puntos más "íntimos", por ejemplo, mientras se viaja en camión, o cuando la persona está renuente a dedicarse a una relación más íntima.

Por supuesto, es posible incluir presión en estos puntos en cualquier etapa del *Shiatsu para Amantes*.

El punto de presión de la mano [22]: es fácil aplicar presión de "pellizco" en este punto al colocar el índice en la yema del pulgar y presionar el punto con el pulgar. Este punto se localiza en paralelo con el hueso, no sobre él. Muchas personas sienten dolor en este punto, lo que indica cierta falta de equilibrio en el cuerpo, de manera que al principio se debe aplicar una presión suave. Aplicar presión allí todos los días causará que gradualmente disminuya el dolor, mientras se fortalece y equilibra el cuerpo en general. Este punto se debe presionar al menos tres veces en ambas manos. La presión se aplica en forma gradual por cinco a diez segundos y después se reduce la presión en forma gradual, sin separar el pulgar del punto; luego se aplica de nuevo presión en forma gradual.

El punto de presión en la parte externa de la pantorrilla [11]: Es probable que esta región también duela un poco, así que al principio se debe aplicar presión suave.

El punto de presión en la base de la pantorrilla [12], en el lado interno de la pierna: Se puede aplicar presión usando el pulgar o el "pellizco", colocando el pulgar en el punto y usándolo para aplicar la mayor parte de la presión.

Los Puntos del Amor: puntos que están "cerca"

En realidad, aplicar presión en estos puntos se propone para cualquiera que no se excite por completo durante la estimulación erótica que precede al acto sexual, erección insuficiente, resequedad vaginal, etc. Estos puntos se llaman "cercanos" porque se localizan cerca de los genitales y porque se les debe aplicar presión poco antes del coito.

Como ya mencionamos, aparte de usarse todos los días para aumentar la potencia sexual y mejorar la función sexual, estos puntos se consideran los más excitantes durante la estimulación erótica que precede al acto sexual.

El punto "Órgano de Paso" [5]: Se le puede aplicar presión con el pulgar, el índice o el índice reforzado con el dedo corazón para aumentar la presión. Ésta se debe aplicar con suavidad y en forma gradual, manteniendo el dedo en el punto por cinco a diez segundos. Luego el dedo se retira en forma gradual, pero no se separa del punto, y después se vuelve a aplicar presión. Este procedimiento se debe repetir de tres a cinco veces.

El punto "Extremo Medio" [6]: Este punto también se debe presionar con suavidad, usando las mismas técnicas que en el punto "Órgano de Paso", manteniendo el dedo en el punto por cerca de siete segundos. Luego el dedo se retira en forma gradual, pero no se separa del punto, y después se vuelve a aplicar presión. Este procedimiento se debe repetir al menos tres veces.

El punto "Hueso Deformado" [7]: Este punto se localiza a una distancia de dos anchos de dedo sobre el punto "Extremo Medio". Este punto se debe presionar usando las mismas técnicas que en el punto "Órgano de Paso" y "Extremo Medio", manteniendo el dedo en el punto por cinco a diez segundos. Este procedimiento se debe repetir al menos tres veces.

Puntos para aliviar tensión extrema (que estropea el contacto sexual)

Con el fin de obtener placer de la actividad sexual y goce del coito, ambos compañeros deben estar relajados, calmados y concentrados en hacer el amor y el coito. Los numerosos incidentes de tensión extrema en la vida diaria constituyen un factor significativo y difundido en los muchos problemas que surgen durante el sexo.

Muchos casos de impotencia secundaria (es decir, impotencia que no tiene origen médico o fisiológico), frigidez (que no surge por causas médicas o fisiológicas), eyaculación prematura, su falta o retraso, dolor durante el coito por falta de preparación psicológica para el acto, agitación durante el acto sexual, orgasmo retrasado y muchos otros problemas que surgen en la vida de hombres y mujeres por igual, son causados o exacerbados por ansiedad, agitación y tensión durante la estimulación erótica que precede al acto sexual y el coito.

La contribución del *Shiatsu para Amantes* para aliviar la tensión y la agitación es muy significativa y, como resultado, es apreciable la contribución e incluso solución de muchos problemas relacionados con el acto sexual.

Se debe aplicar presión a estos puntos en cualquier situación en que la persona sienta que está agitada, tensa o ansiosa.

Estas situaciones pueden abarcar desde conducir (la presión se debe aplicar a los puntos antes de meterse al auto en la mañana, no mientras se conduce, por supuesto, aunque puedes aplicar la presión mientras estás detenido en un embotellamiento de tráfico, ¡incluso es aconsejable hacerlo!), a una situación de examen, una reunión tensa, hablar en público, etc. Por supuesto, se debe aplicar la presión antes del coito para fomentar la calma y la relajación, y sentirse tan separado como sea posible de las molestias y dificultades cotidianas, con la finalidad de lograr satisfacción y placer mayores y más significativos, y además funcionar en forma óptima antes, durante y después del coito.

Los puntos que se presentan más adelante incluso ayudan a reducir la presión sanguínea alta y de esta forma aliviar problemas en el funcionamiento sexual (en especial, en los hombres) que surgen de hipertensión. Los puntos son:

El punto de presión en la parte externa de la pantorrilla [11]: Recuerda que la presión en esta área puede doler un poco, principalmente en casos de desequilibrio y agitación extrema y prolongada, de manera que al principio se debe aplicar presión suave. Después de aplicar la presión por algún tiempo y de que el equilibrio se haya restaurado en forma gradual y se haya liberado la tensión, se tendrá menos dolor durante la aplicación de la presión, y entonces se podrá aplicar más presión al punto. Ésta se debe aplicar mientras la persona está sentada, con la palma del "presionador" rodeando la rodilla de la persona y el pulgar aplicando la presión al punto. El procedimiento se debe repetir al menos tres veces, aplicando presión gradual, manteniendo el dedo en el punto por cinco a diez segundos y reduciendo la presión en forma gradual.

El punto de presión entre las cejas [23]: Se puede aplicar la presión en este punto con el pulgar, pero es más sencillo aplicarla con el dedo índice o el corazón. No es necesario usar mucha fuerza mientras se presiona, ya que no es grande la cantidad de tejido para penetrar. Se puede aplicar la presión con el índice reforzado por el dedo corazón, con el fin de aumentar la presión. Se aplica presión gradual, manteniendo el dedo en el punto por cerca de siete segundos y después se reduce la presión, sin separar el dedo del punto. El procedimiento se debe repetir al menos tres veces. Éste es un punto excelente para disipar la tensión, la agitación y la presión, y también es efectivo en casos de dolor de cabeza.

El punto de presión entre el labio superior y la nariz [24]: Se debe aplicar presión suave y en forma gradual, nunca presión fuerte (es decir, nunca debes llegar a una situación en que la presión se aplique a los dientes frontales que se encuentran debajo de este punto). Este procedimiento de presión y liberación gradual se debe repetir al menos tres veces sin separar el dedo del punto. La persona debe hacer inhalaciones profundas durante la presión. Este punto, aparte de contribuir a la relajación y a liberar la tensión, también se conoce como un punto que estimula la belleza facial y la piel.

Como puedes ver, es sorprendentemente fácil aplicar presión a estos puntos. No hay límite a la frecuencia o al número de veces al día en que se pueden presionar, y el procedimiento se puede llevar a cabo en cualquier lugar y en cualquier momento. A pesar de la simplicidad y de su ubicación conveniente, son maravillosos para disipar la tensión. Es buena idea aplicar la presión al levantarte en la mañana y antes de acostarte en la noche. Aplicar presión mientras estás recostado, sintiéndote cómodo, respirando profundamente y relajando el cuerpo, mejorará el vigor sexual y el placer durante el acto sexual y la habilidad para concentrarte en el goce sexual, además de aumentar la vitalidad del cuerpo.

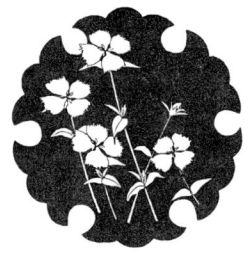

Historias de Shiatsu para Amantes

Los siguientes ejemplos se tomaron de archivos de los pacientes, en los que se empleó el *Shiatsu para Amantes* para resolver diversos problemas sexuales. Los pacientes (y sus parejas) aprendieron el masaje y los métodos de presión, además de la importancia de diversos puntos de presión, aplicaron lo que habían aprendido y volvieron a dar su informe. (Los números en corchetes representan los números de los puntos como aparecen en la lista de la primera parte del libro, en las páginas 84 a 117.)

Dolor durante la penetración

Recuerdo el caso de Melanie y Allan, una pareja joven que me consultó por el dolor considerable que

Melanie experimentaba durante el sexo, durante la penetración, para ser más preciso. Llegaron juntos y mostraron igual disposición honesta para resolver el problema.

Como ya se habían sometido a varios exámenes y tratamientos para su dificultad, no tuvieron problemas para describirlo con todos los detalles.

Melanie y Allan tenían tres años de casados. Desde el principio, habían tenido sexo, y durante todo su matrimonio, Melanie sufrió de dolores vaginales significativos cada vez que Allan trataba de penetrarla. Melanie explicó que se sentía excitada y estaba lista para la penetración (incluso la deseaba) pero como le causaba dolor cada vez, había empezado a tenerle miedo psicológico, el cual, por supuesto, empeoraba el dolor.

La situación era muy frustrante para los dos y Allan confesó que en cierto punto, sentía como si Melanie ya no lo quisiera o deseara. Incluso aunque no había una base racional para esto, era uno de los sentimientos que experimentaba como resultado de sus dificultades para tener relaciones sexuales. Este sentimiento causó que su libido disminuyera mucho, y con frecuencia, incluso si deseaba a Melanie, prefería abstenerse con el fin de evitar la situación física y psicológicamente dolorosa de lo que interpretó en su interior como "rechazo". (Aunque se masturbaba con frecuencia *solo*, ambos no enfrentaron el problema mediante sexo oral, masturbación mutua, etc.)

Melanie me dijo que Allan había sido el primer hombre con que había tenido sexo, ya que procedía de una familia muy conservadora. Ella lo había conocido mientras estaba en la secundaria y había decidido casarse con él a la edad de 19 años. Admitió que se había desilusionado en su noche de bodas.

Aunque Allan le había dado placer y había hecho que se sintiera bien, y ella lo amaba y lo deseaba con todo su corazón, el dolor que había experimentado durante la penetración había vuelto todo el asunto en un trauma para ella, y no podía entender cómo, cuando deseaba tanto a Allan, era incapaz de disfrutar cuando la penetraba. Amigos en los que Melanie confiaba, la calmaron y le dijeron que el dolor pronto pasaría, pero no fue así. Al contrario, incluso aumentó un poco cuando empezó a experimentar miedo psicológico como resultado de intentos infructuosos de tener contacto sexual.

Por suerte, su vida conyugal estaba llena de amor y comprensión e intentaron ser tolerantes con el problema, lo pusieron en la perspectiva correcta. Al principio, Allan pensó que el problema surgía de estimulación sexual insuficiente, así que probó diferentes métodos y técnicas durante la estimulación erótica que precede al acto sexual para aumentar la estimulación antes de la penetración. Aunque en realidad logró que Melanie alcanzara el orgasmo sin penetración, no tuvo éxito ninguno de sus intentos por resolver el problema.

Después de cerca de un año, empezaron a someterse a diversos exámenes y tratamientos ginecológicos. Melanie se sometió a numerosas pruebas agotadoras para determinar si la causa del problema era fisiológica. Los genitales de ambos eran de tamaño promedio, así que no era un problema fisiológico. Cuando fue claro que no era un problema fisiológico, ni tenía ella un problema psicológico respecto a su cuerpo o al acto sexual en sí, la pareja se quedó sin una solución a su problema. Decidieron probar el Shiatsu (sexual). Quizá esto los ayudaría.

Se recomendó que Melanie y Allan probaran el *Shiatsu para Amantes* con el fin de ayudar a reducir el dolor que Melanie sentía durante la penetración, y al final eliminarlo por completo. Se le dijo a Melanie que se concentrara diariamente en los puntos que fomentan la relajación y reducen la tensión, de preferencia con la ayuda y participación de Allan. Los puntos fueron:

El punto de presión en la parte externa de la pantorrilla [11]: Al principio de la aplicación de la presión, el punto se debe presionar con bastante suavidad, y en forma gradual, y después de un tiempo, la presión se puede aumentar. Melanie podía aplicar la presión pero era mejor que lo hiciera Allan. La forma de aplicar presión es usar el pulgar para ejercer presión gradual y firme, manteniendo el pulgar en el punto por cerca de siete segundos y reduciendo la presión en forma gradual. El procedimiento se debía repetir al menos tres veces, varias veces al día. Lo más importante es que se debía realizar un poco antes de tener sexo.

El punto de presión entre las cejas [23]: Se aconsejó a Melanie que aplicara presión a este punto varias veces al día, usando el índice reforzado con el dedo corazón. La presión debía ser suave pero firme, y gradual, manteniendo el dedo en el punto por cerca de siete segundos y después reduciendo la presión, sin separar el dedo del punto. El procedimiento se debía repetir al menos tres veces en cada sesión.

El punto de presión entre el labio superior y la nariz [24]: Se debía aplicar presión en forma suave y gradual, nunca presión demasiado fuerte. Melanie tenía que repetir este procedimiento al menos tres veces, sin separar el dedo del punto. Mientras presionaba debía prestar atención a su respiración y hacer inhalaciones profundas, lentas y calmadas.

Se aconsejó a ambos que antes de tener sexo, se dieran un baño juntos, con el fin de relajarse física y emocionalmente. Mientras se bañaban, debían enjabonarse uno al otro, prestando atención al cuerpo del otro. Debían concentrarse especialmente en el punto perineal, que se ubica entre el ano y los genitales, tanto en hombres como en mujeres. Antes de tocar este punto debían concentrarse en los puntos del "Vaso de la Concepción" [8], que son muy útiles para la excitación sexual y para fortalecer y equilibrar el sistema sexual. También se iba a aplicar presión con suavidad y en forma gradual durante la estimulación erótica que precede al acto sexual, manteniendo el dedo en los puntos por cinco a diez segundos. Estos puntos se podían acariciar o estimular, por ejemplo, con la lengua.

Después del baño, Melanie y Allan debían secarse entre sí y frotarse aceite aromático o agua de lavanda en el cuerpo y alrededor de los genitales, el punto perianal, la parte baja de la espalda y los muslos. Frotarse con aceite o lavanda tranquiliza al cuerpo, y, al mismo tiempo (en especial cuando la pareja se lo hace uno a otro), estimula los sentidos, causa un aumento del flujo de sangre a las regiones sexuales, excita el sistema nervioso y aumenta la sensibilidad de la piel en anticipación al tacto.

Cuando ambos miembros de la pareja estaban listos, era el momento de ir a la cama. Aunque el baño, el secado, las presiones y el tacto estimulan y excitan el deseo, pueden estar atrapadas las verdaderas pasiones y mantenerse "a la expectativa", de manera que hacen erupción de repente. Como la anticipación intensifica la pasión, podía promover la preparación física y psicológica de Melanie para la penetración.

Por los miedos que estaba albergando para momentos así, tenía que estar totalmente relajada y concentrada en el goce. Tenía que recordar que era ella la que le tenía que decir a Allan cuándo estaba lista para la penetración, mientras Allan tenía que ser paciente. Tenían que acariciarse uno a otro con las manos, estimulando y masajeando las diferentes partes de sus cuerpos.

Existen muchos puntos que contribuyen a la excitación del estímulo sexual y a la intensificación de la pasión en los lóbulos de los oídos, el cuello, la cara, los codos y las rodillas. Se debe aplicar presión suave a esos puntos... no en una forma técnica, sino más bien como parte del juego del amor.

Durante este juego, Allan debía concentrarse en aplicar presión a la región de la espalda baja de Melanie, alrededor del hueso sacro (el hueso grande en la base de la columna vertebral) [19]. En esta región, existen diversos nervios que proporcionan energía a los órganos reproductores, y era probable que aplicarles presión liberara la tensión en el área del sistema sexual de Melanie y ayudara a producir una liberación y relajamiento físico en esas áreas, con lo que se facilitara la penetración y se previniera el dolor. Como Melanie era esbelta y de estructura delicada, se aplicó presión ligera a media en los puntos de su espalda con todos los dedos. También se masajearon estos puntos, junto con toda la región de la espalda baja, con movimientos circulares, delicados o ligeramente más fuertes, de acuerdo a como Melanie se sintiera.

Después de concentrarse en los puntos del Shiatsu de la parte baja de la espalda, Allan debía dirigirse a los puntos de los muslos [20], que se ubican principalmente en la parte frontal. En esta región, existen numerosos puntos y casi toda presión que se aplique a la región frontal y a la interna de los muslos tocaría uno de los puntos de excitación de Melanie. Estos puntos se pueden excitar de cualquier forma: por presión constante, caricias, masaje o por contacto con la lengua o la boca.

Después de concentrarse en estos puntos, Allan tenía que alcanzar gradualmente los puntos ubicados en el meridiano del "Vaso de la Concepción" [8], que ya conocía desde el baño. Comenzaron en el hueso púbico y subieron hacia el ombligo. Después de aplicar presión ligera a estos puntos y excitarlos, podían comenzar a aplicar presión a los "puntos del amor", los puntos que se ubican cerca de los genitales (ve más adelante). Aparte de incluir estos puntos durante la estimulación erótica que precede al acto sexual con el fin de estimular y excitar antes del acto sexual, se aconsejó a Melanie que aplicara presión a estas zonas durante las sesiones diarias con la meta de fortalecer su vitalidad sexual y mejorar su funcionamiento sexual.

Allan tenía que aplicar presión a Melanie mientras ésta hacía lo mismo con Allan (incluso si él no lo necesitaba) ya que aplicar presión a los puntos de una pareja, durante la estimulación erótica que precede al acto sexual o en una sesión diaria fortalece la relación entre los miembros de la pareja y los familiariza con el cuerpo del otro, con el tipo de tacto que le gusta a cada uno y con sus puntos de excitación.

Existen tres de esos puntos, que se ubican relativamente cerca de los genitales y por esta razón, aplicarles presión tiene un propósito doble: excitar los puntos mediante presión Shiatsu y estimulación sexual como resultado de la proximidad de los genitales. (Ve el comentario en la página 88).

El primer punto al que se debe aplicar presión es el punto "Hueso Deformado" [7]. Empleando el pulgar, el índice o el dedo corazón, se debe aplicar presión con firmeza, pero no con exceso de fuerza. Como el cuerpo de Melaine era un poco más relleno en la parte del abdomen, Allan tuvo que aplicar presión a un poco más de profundidad, reforzando la presión del índice con el dedo corazón, y presionando lentamente pero con fuerza, y aplicar presión gradual al punto; mantener el dedo allí por diez segundos, mientras Melanie respiraba profunda y lentamente. Después redujo la presión en forma gradual. La presión se podía aplicar a este punto varias veces, de acuerdo a como se sintiera Melanie. (A Melanie se le pidió que aplicara presión ella misma en este punto durante sus sesiones diarias, pero era preferible que Allan lo hiciera también. Es probable que también se ayudara a Allan al aplicar presión a este punto.)

El segundo punto es el de "Órgano de Paso" [5], que se localiza en el centro del abdomen. Se puede aplicar la presión con el pulgar o con el índice reforzado con dedo corazón, con el fin de aumentar la presión. Ésta se debe aplicar en forma gradual al punto al menos tres veces (con más frecuencia durante las sesiones diarias), manteniendo el dedo en el punto por cerca de siete segundos. Después se reduce la presión en forma gradual, sin separar el dedo del punto. Se repite todo el procedimiento.

El tercer punto es el de "Extremo Medio" [6], que se localiza en el declive del abdomen. Se puede aplicar la presión todos los días, de la misma manera que con el punto de "Órgano de Paso".

Es importante recordar que durante la estimulación erótica que precede al acto sexual, no es deseable y necesario aplicar la presión en una forma técnica y desapasionada, como durante las sesiones diarias, sino más bien incorporarla en la estimulación erótica que precede al acto sexual, y preceder la aplicación de presión en el punto con caricias y contacto suave y agradable.

Los cónyuges deben estar cerca físicamente uno al otro, en una posición reclinada o sentada que sea cómoda, que son unas de las posiciones precoitales. De esta forma, el tratamiento de los puntos 8, 7, 5 y 6 se puede realizar de manera consecutiva, incluyendo el masaje, la presión, las caricias, etc.

En forma gradual, cuando ambos cónyuges se sintieran más excitados se debía alcanzar el punto perineal ("El Punto de Reunión del Poder Femenino") [8], el cual se ubica entre los genitales y el ano. La presión aplicada a este punto debe ser suave pero firme, y parte del juego sexual (que excite y estimule) y Melanie y Allan debían aplicar esta presión uno a otro.

Con frecuencia, después de tocar y acariciar este punto, y de aplicarle presión, ambos cónyuges se sienten listos para el acto sexual. Era importante que Melanie estuviera en contacto con sus emociones y sensaciones físicas, y que le indicara a Allan el momento correcto y apropiado para la penetración, la cual se debía realizar con lentitud y suavidad.

Otras posiciones que podrían hacer más fácil la penetración para Melanie (además de estar calmada y excitada por las presiones que Allan aplicó) eran recostarse de espaldas con un cojín bajo las caderas, o "dirigir la música" montando a Allan (recostado sobre su espalda) y controlar la penetración de acuerdo a como se sintiera.

Otros puntos que se aconsejó que presionara la pareja todos los días y que debían agregar a la estimulación erótica que precede al acto sexual, a éste último y después de terminar, eran los puntos "distantes" para mejorar la función sexual y aumentar la vitalidad sexual.

El primero de estos puntos se localiza en la mano [22]. Es fácil aplicar presión de "pellizco" a este sitio. Al principio de la sesión, se debe aplicar presión muy suave, ya que puede doler un poco por el estado general de desequilibrio en el cuerpo. Después de aplicar presión al punto por cierto tiempo, es posible y deseable aumentarla en forma gradual. Cada vez se debe presionar el punto en *ambas* manos al menos tres veces en cada una. Se debe aplicar una presión gradual, manteniendo el dedo en el punto por cinco a diez segundos, liberando la presión también en forma gradual y después, sin separar el dedo del punto, repetir el procedimiento de aplicar presión gradual.

El segundo de los puntos distantes se localiza en la pantorrilla [11]. Este punto de presión suele ser un poco doloroso cuando hay un estado de desequilibrio en el cuerpo, lo que significa que Allan tenía que recordar aplicar presión suave cuando empleara el *Shiatsu para Amantes* en Melanie, y gradualmente, después de cierto tiempo, aumentar la presión.

El tercer punto se localiza en la base de la pantorrilla [10]. Se debía aplicar presión con el pulgar o de "pellizco", aplicando presión gradual, manteniendo el dedo en el punto por cinco a diez segundos, liberando la presión en forma gradual y sin separar el dedo del punto. Este procedimiento se debía repetir al menos tres veces cada sesión. Sin embargo, si esta presión se aplica durante la estimulación erótica que precede al acto sexual, el número de veces y el modo de presionar son más flexibles y dependen de la pareja.

Durante la estimulación erótica que precede al acto sexual e incluso durante el acto mismo, se debe prestar atención a la oreja y al lóbulo del oído, ya que besarlos, chuparlos o incluso morderlos intensifican la excitación sexual y la pasión durante el juego del amor. Se debe aplicar presión a la parte del lóbulo del oído que está en paralelo con la sien, ya que este punto es conocido por su gran efectividad en diversas situaciones de disfunción sexual y en todos tipos de problemas sexuales, e incluso contribuye a aumentar el deseo sexual en general mediante las sesiones de presión diaria, además de usarlo al hacer el amor en particular.

Melanie y Allan practicaron aplicar estas presiones por un periodo de varios meses... tanto en sesiones diarias (durante las cuales Melanie se las aplicó por algún tiempo y Allan trabajó con ella parte del tiempo) y también en la cama al hacer el amor, durante la estimulación erótica que precede al acto sexual y durante el coito.

El primer avance notable que Melanie tuvo fue la liberación de la tensión y el miedo que acompañaba al acto sexual y a la penetración... sentimiento que ella había "abrigado" y aumentado como resultado de experiencias desagradables. Melanie descubrió que cuando se liberaron gradualmente las barreras del miedo, disminuía el dolor y aumentaba en gran medida el goce sexual, incluso durante los primeros meses cuando aún experimentaba dolor vaginal durante la penetración. Este dolor disminuyó poco a poco, hasta que Melanie llegó al punto, unos seis meses después, en que el dolor sucedía muy rara vez.

El deseo sexual de la pareja aumento mucho y sus relaciones sexuales se volvieron más interesantes y satisfactorias. Ahora bien, en las raras ocasiones en que Melanie experimentaba dolor, era leve y muy tolerable; no reducía su placer sexual. La pareja no detenía sus sesiones diarias, de manera que era muy probable que en unos cuantos meses más, el dolor que había causado tanto sufrimiento a Melanie por tanto tiempo sería algo del pasado.

Impotencia, agitación y crisis de la edad madura

Todd, un director ejecutivo de una compañía grande de diamantes, me visitó con su esposa, Jodi, para tratamiento, después de experimentar un problema muy perturbador por largo tiempo.

Todd y Jodi llevaban casados más de 25 años y tenían tres hijos ya grandes. La mayor parte de su vida de casados, sus relaciones sexuales habían sido agradables y satisfactorias. Sin embargo, tres años antes Todd empezó a experimentar una erección incompleta, una condición que empeoró poco a poco, hasta que ya no pudo lograr una erección, es decir, se volvió impotente.

Todd se sometió a diversos exámenes médicos, pero revelaron que su salud general era buena y que no sufría ningún problema físico significativo. Sin embargo, como explicó, el problema (que percibía como vergonzoso, secreto y muy nocivo para su masculinidad) tenía muchos efectos psicológicos graves. Jodi sufría por todo el asunto tanto como Todd.

En cierto punto, después de que resultó claro que estaba sufriendo de un problema con la erección, Todd empezó a culpar a Jodi, como un tipo de negación. Afirmaba que su vida sexual se estaba volviendo aburrida, que ella ya no hacía ningún esfuerzo por estimularlo, y durante una de sus discusiones, que se produjo por el estado de perpetua frustración en que se encontraba por la insuficiencia sexual, llegó a lanzar la bomba de que "necesitaba estimulación nueva" y que era obvio que "ya no podía excitarlo sexualmente".

Después de darse cuenta de toda la angustia que estas acusaciones causaban a Jodi, admitió que no eran ciertas. Jodi, una mujer madura de casi cincuenta años de edad, estaba bien proporcionada y bien arreglada quien siempre se había preocupado mucho por su apariencia, y todos la consideraban muy atractiva y sexy. Por su parte, Jodi probaba todo para excitar el deseo de Todd, desde ropa interior sexy hasta diversos juegos sexuales y accesorios. Sin embargo, sus esfuerzos no pudieron restaurar la potencia de Todd y sólo le causaron mayor frustración. Admitió que sentía atracción por Jodi, como había sucedido siempre durante su matrimonio, y que moría por tener sexo con ella, pero que tan solo no podía.

Otro miedo que iba de la mano con su problema es que al final ella se hartaría de él, incluso a pesar de que trataba de satisfacerla usando otros métodos y que lo lograba. Tenía miedo que su interés sexual en él declinaría.

Durante una larga conversación con Todd y Jodi, traté de señalar el principio del problema. Al tratar de reconstruir los primeros casos en que no había tenido éxito en lograr una erección total, Todd recordó que había coincidido exactamente con el tiempo en que tuvo problemas financieros por una crisis grave en el mercado de los diamantes. Narró que hizo todo esfuerzo posible por ocultar sus problemas financieros a su familia y, de hecho, Jodi no sabía nada de la importante crisis que Todd estaba experimentando hasta mucho después de que logró manejar el negocio. Añadió que en ese tiempo estaba en extremo tenso y ansioso, su presión sanguínea se había elevado, había sufrido dolores de cabeza y cada vez lo atormentaban más pensamientos del futuro de la compañía y de su familia.

No era sorprendente que tuviera problemas en su desempeño sexual durante el coito. Con el fin de tener sexo agradable y satisfactorio, ambos miembros de la pareja debían estar calmados, relajados y totalmente concentrados en hacer el amor. No es posible tener sexo bajo condiciones de tensión, ansiedad y preocupación.

Las primeras veces que Todd no pudo lograr una erección completa se convirtió en un círculo vicioso que no sólo debilitó su confianza sexual sino que también causó un grave deterioro de su condición... hasta que quedó totalmente impotente (aunque podía lograr una erección cuando se masturbaba solo).

Su problema de impotencia había empeorado por la crisis de la edad madura que había padecido en forma perturbadora. Dijo que desde que su hijo había dejado la casa y su segundo hijo se había alistado, se sentía cada vez menos "necesario" e importante en su casa; en ocasiones tenía la sensación de que su única función era traer el sustento a la casa, nada más.

Jodi, que se deba cuenta de su estado de ánimo y sentimientos, hizo todo lo que pudo para expresarle su amor, pero era difícil para Todd aceptar sus manifestaciones de amor por la sensación de "caída libre" que le preocupaba en forma desproporcionada. Estaba lleno de ansiedad por la idea de que nunca pudiera tener una erección de nuevo, y admitió que se le había ocurrido la idea de "hacerlo con otras mujeres". Sin embargo, se había abstenido por amor y fidelidad a Jodi.

Su actitud era: "Si no puedo satisfacer por completo a mi esposa ni puedo tener una erección, ¿qué tipo de hombre soy?" Su miedo a envejecer sólo aumentó su sufrimiento.

Se retiró una pesada carga de la espalda de Todd cuando logró identificar y comprender la causa básica de su impotencia. Comprendió que su condición se había exacerbado y empeorado por la ansiedad que lo acosó después de sus primeros fracasos en lograr una erección total (por sus preocupaciones y tensión). Ahora empezó a creer y a tener esperanza que en verdad tenía una buena posibilidad de que su desempeño sexual volvería a ser normal, como había sido en el pasado.

Cuando se trató el problema de impotencia secundaria de Todd, fue necesario tratar una combinación de cuatro factores juntos, cada uno de los cuales era significativo para la incapacidad de tener una erección de Todd. Estos factores eran: (i) Los síntomas de la crisis de la edad madura, que Todd estaba experimentando; (ii) su agitación y ansiedad cuando quería tener sexo, como resultado de sus fracasos previos; (iii) reforzar y aumentar su vitalidad en general, y su vitalidad sexual en particular; (iv) aumentar su libido, la cual había disminuido en general y durante el acto sexual en particular.

Con el fin de tratar esta combinación de factores, la pareja recibió las siguientes recomendaciones para el tratamiento:

En primer lugar, Todd debía efectuar la siguiente práctica diaria en los puntos de Shiatsu con el fin de aliviar los síntomas de la crisis de la edad madura. Estos puntos debían aliviar los síntomas físicos y los aspectos emocionales de la crisis de la edad madura que estaban afectando bastante a Todd. Todos los días, por al menos dos meses (y después una vez cada dos o tres días), Todd debía aplicar presión a los siguientes puntos:

El punto de presión que se localiza un poco arriba del puente de la nariz [14]: Todd debía aplicar presión a este punto usando el dedo índice. La presión no debía ser muy fuerte. Debía mantener su dedo en el punto por cerca de siete segundos, mientras respiraba profundamente y con calma. Debía reducir la presión en forma gradual, y sin separar el dedo del punto, debía repetir el procedimiento al menos cinco veces. Debía aplicar la presión al dedo varias veces al día, en la mañana, en la tarde y en la noche, y como era muy accesible, podía hacerlo en el trabajo o cualquier otro lugar. Este punto era muy importante para él, ya que además de aliviar los síntomas de la crisis de la edad madura, era uno de los puntos óptimos para aliviar la tensión y la ansiedad.

El segundo lugar era el punto de presión en la planta del pie [15]: Todd debía aplicar presión a ambos pies en forma alterna, empezando con el pie izquierdo. Podía colocar su pulgar en el punto y aplicar presión gradual, mantener su dedo en el punto por cerca de diez segundos, y después reducir la presión en forma gradual, sin separar el dedo del punto. Debía repetir el procedimiento tres veces. Luego tenía que repetir todo el procedimiento en su pie derecho. Esta serie de presiones se debía realizar tres veces en cada pie.

Todd debía practicar la forma de aplicar presión a los siguientes dos puntos todos los días y antes de tener relaciones sexuales. El primero era el punto "Chi Original" [3], que se ubica en el centro del abdomen. Debía aplicar presión gradual a este punto con el pulgar o el índice. Era importante que Todd no redujera la presión rápidamente, sino que la redujera en forma lenta y gradual. Debía mantener su dedo en el punto por cerca de diez segundos, mientras hacía respiraciones profundas que llegaran a su abdomen. Después de reducir la presión en forma gradual, debía repetir el procedimiento sin separar para nada el dedo del punto. Esto se tenía que hacer cinco veces al día durante los primeros meses, y tres veces al día los siguientes meses.

El segundo era el punto "Caminar Tres Millas" [4]: Todd debía aplicar presión a este punto en la misma forma que se describió antes para el punto "Chi Original", pero de preferencia tres veces al día, ya que este punto era muy importante, que además de ayudar a aliviar la crisis de la vida madura, también lo ayudará a fortificar en general su cuerpo y su alma.

Todd tenía que concentrarse en los dos puntos que se mencionaron para aliviar la tensión y la agitación. Debía practicar el aplicar estas presiones todos los días. También era muy importante para él hacerlo antes de que planeara tener sexo. Aplicar presión a estos puntos lo ayudaría a estar relajado, calmado y concentrado en su placer durante el sexo, y lo ayudaría gradualmente a liberarse de la tensión y la ansiedad que atormentaron sus intentos anteriores de tener relaciones sexuales.

Además, le recomendé a Todd aplicar presión a los siguientes puntos en toda situación en que se sintiera agitado, ansioso, tenso o preocupado. (Estas presiones también lo ayudarían a aliviar su tendencia hacia una presión sanguínea un poco más elevada de lo normal.) Estos puntos eran:

El punto de presión en la parte externa de la pantorrilla [11]: Todd tenía que comenzar con una presión muy suave, ya que esta región podía doler un poco cuando la presionara por su estado de tensión constante y desequilibrio acumulativo. Podía aumentar poco a poco la fuerza de la presión sobre el punto. Tenía que aplicar la presión en forma gradual, mantener el dedo en el punto por cerca de siete segundos y después reducir la presión en forma gradual. Este procedimiento se debía repetir tres veces, y luego Todd tenía que llevarlo a cabo en la otra pierna. Se le dijo a Todd que empezara con la pierna izquierda y después pasara a la derecha.

El segundo era el punto de presión entre el labio superior y la nariz [24]: Todd debía aplicar presión gradual a este punto usando el índice o el dedo corazón, la presión no debía ser muy fuerte. Tenía que repetir este procedimiento de aplicar y reducir la presión en forma gradual al menos tres veces, sin separar el dedo del punto. Mientras presionaba, Todd debía hacer inhalaciones profundas, calmadas y lentas. Este punto de presión es muy accesible, así que se aconsejó a Todd que aplicara presión cada vez que estaba tenso, preocupado o ansioso, incluso en el trabajo o en un embotellamiento de tráfico. No hay límite al número de veces que se puede aplicar presión a este punto. Es importante que Todd aplique presión a estos dos puntos, en especial cuando se levantaba en la mañana y antes de dormir en la noche. Antes de planear tener sexo, tenía que pasar un momento aplicando presión a estos puntos mientras estaba recostado de espaldas, en un estado tranquilo y relajado, respirando en forma profunda y calmada, y relajando el cuerpo.

Después de concentrarse en el segundo de los factores que estaban debilitando el desempeño sexual de Todd, nos concentramos en fortalecer su vitalidad y despertar su impulso sexual. Con este fin, Todd debía añadir presión a puntos distantes a la serie de presiones para tratar los problemas sexuales. Debía practicar el aplicar estas presiones todos los días con el fin de aumentar su potencia sexual, e integrarlas también a las relaciones sexuales.

El primero es el punto de presión de la mano [22]: Todd tenía que aplicar presión de "pellizco" en este punto. Como sentía dolor cuando se presionaba este punto durante un examen que se le hizo, y éste era una indicación de un estado de desequilibrio general del cuerpo, tendría que empezar con presión suave aplicada en forma gradual, y después aumentarla, hasta que disminuyera poco a poco el dolor. Tenía que aplicar presión a ambas manos, comenzando por aplicar presión gradual a la mano izquierda, manteniendo el dedo en el punto por cinco a diez segundos, al menos tres veces en cada mano. Se aconsejo a Todd que también lo hiciera en otros momentos durante el día, cuando tuviera tiempo.

El segundo punto de este grupo era el punto en la base de la pantorrilla [10]: Todd podía aplicar presión a este lugar con el pulgar o usar la técnica del "pellizco", en la que la mayor parte de la presión se aplica con el pulgar, que se coloca sobre el punto y los demás dedos sirven de apoyo.

Otros puntos que se aconsejó a Todd presionar todos los días fueron los puntos en el lóbulo de la oreja [21], presión suave en la parte del lóbulo que está paralela a la sien, manteniendo el dedo en el punto por cinco a siete segundos, y liberando gradualmente la presión. Después, sin separar el dedo del punto, la presión se aumenta de nuevo y este procedimiento se repite tres veces. Tenía que hacerlo dos o tres veces al día.

Se le dijo a Todd que mientras estaba descansando, dándose un regaderazo, o preparándose para dormir, que aplicara presión a los puntos ubicados en los cinco puntos (excluyendo el punto perineal) del meridiano del "Vaso de la Concepción" [8]. Estos puntos son extremadamente importantes para fortificar y equilibrar todo el sistema sexual. Todd tenía que aplicarles presión con su pulgar o con su índice reforzado con su dedo corazón para aumentar la presión. Ésta tiene que ser firme, profunda y lenta, y Todd tenía que respirar en forma regular, lenta y profunda, hasta el abdomen. Tenía que mantener su dedo en cada punto por cerca de siete segundos y repetir el procedimiento tres a cinco veces.

Además de estos puntos de presión, con los que Todd debía trabajar todos los días, sin importar el contacto sexual, se le recomendó que él y Jodi aplicaran presión a los puntos de *Shiatsu para Amantes* que despiertan la pasión sexual y que los integrara a la estimulación erótica que precede al acto sexual y al hacer el amor. Los puntos que despiertan la pasión sexual se extienden por cuatro áreas principales: la espalda, la parte superior del muslo, el perineo (la parte baja del abdomen), y el oído, y además de ser excelentes puntos de excitación durante el coito, también refuerza el vigor sexual y contribuyen a una comprensión más completa y total del funcionamiento sexual.

Se aconsejó a Todd y Jodi que cuando quisieran tener sexo, hicieran lo siguiente con el fin de rehabilitar sus relaciones sexuales en general, y la potencia de Todd en particular.

Ante todo, no debían comenzar directamente con el coito, sino que debían emplear los diversos métodos de excitación... incluso antes de la estimulación erótica que precede al acto sexual. Era vital que Todd desviara sus pensamientos por completo del tema de si tendría una erección o no, ya que esta duda causaba ansiedad innecesaria y debilitaba su desempeño sexual. Era muy importante que percibiera la experiencia sexual como algo completo y multifacético, y disfrutar todo tacto y momento, permitiendo que todo sucediera como viniera, y deshacerse de todos sus miedos y ansiedades.

Antes de que la pareja tuviera sexo, Todd debía descansar por una hora o más, de manera que pudiera estar relajado y libre de las preocupaciones diarias que con seguridad no ayudarían a sus intentos por tener una erección.

Después de este descanso, la pareja tenía que pasar algo de tiempo tomando un baño cálido y agradable, de preferencia con una mezcla de aceites esenciales, como jazmín, pachuli, sándalo o cedro. Son suficientes siete a ocho gotas de aceite para una tina que se llena con agua caliente y se deben mezclar con el agua.

Cuando la pareja estaba en la tina, debían excitarse uno a otro con naturalidad, aplicando presión en las siguientes regiones (con las que ya estaban familiarizados): las regiones interna y frontal de los muslos; el punto en el lado externo de la pantorrilla; el punto "Órgano de Paso", que se localiza en el centro del abdomen, el punto "Extremo Medio", que se localiza en el centro del declive del abdomen; y el punto "Hueso Deformado". Tenían que prestar especial atención al punto perineal, localizado entre los genitales y el ano. El contacto con estos puntos podría incluir la aplicación de presión, caricias y otras formas de tacto, prestando atención a la forma de tacto que más excitara al cónyuge.

Después de un largo baño, que es relajante y excitante en lo sexual, Todd y Jodi debían secarse entre sí con lentitud y en forma agradable, concentrándose en los puntos ya mencionados. Después de secarse, la pareja debía frotarse con aceite para masaje (algún tipo de aceite vegetal, como el de semilla de uva, almendra o cacahuate al que ya se le añadieron dos o tres gotas de uno de los aceites esenciales que ya se mencionaron). Podían frotarse el aceite en la cama, como parte de un masaje lento y agradable, concentrándose en los puntos de excitación, en todo el cuerpo y en las regiones sexuales. Era importante que se concentraran en la región baja de la espalda [19], ya que contiene numerosos nervios que suministran energía a los órganos reproductores y controlan muchas funciones vitales de la parte baja del cuerpo, entre ellas la erección y la copulación.

Se tenía que aplicar una presión bastante fuerte con toda la mano (por la constitución física rolliza de Todd), concentrándose en las regiones a ambos lados de la columna vertebral, junto a las vértebras, pero no sobre ellas, desde un poco abajo de la cintura hasta arriba de la punta de la vértebra caudal.

Después de concentrarse en estos puntos, debían dirigirse a los puntos sobre la parte alta del muslo, usando un masaje lento, erótico y agradable. Estos puntos se ubican en la parte frontal de los muslos. El masaje debe realizarse empleando presión suave en la región frontal e interna, un masaje lento y suave de la región, caricias y tacto excitante y estimulante de diversos tipos.

Es obvio que el *Shiatsu para Amantes* es una técnica en dos sentidos, Todd se la administraba a Jodi y ésta a Todd, mientras cambiaban constantemente de papel.

Durante el masaje, el deseo debía aumentar, al igual que la pasión sexual. Se debía dedicar mucho tiempo a las caricias, los besos, los abrazos y el tacto, además de emplear diferentes formas de tacto en el oído externo, como mordiscos, besos, chupar el lóbulo, etc. En el oído existen puntos importantes para la excitación sexual y para aumentar el deseo, y no se deben ignorar.

También es bueno incluir presiones en la parte del lóbulo del oído que está paralelo a la sien, un punto muy efectivo en los casos de deterioro de la función sexual y de trastornos sexuales, y para aumentar el deseo sexual.

En forma gradual, la pareja se dirigió de nuevo a los "Puntos del Amor", los puntos cercanos a los genitales, que son muy efectivos para mejorar la función sexual y fortalecer la potencia masculina y la femenina. Tocar, presionar y dar masaje a estos puntos podía conducir casi con total seguridad a la excitación completa de Todd, ya que su acción en este campo es muy significativa.

El punto "Órgano de Paso" [5] se localiza en el centro del abdomen, abajo del ombligo. Se le debe aplicar presión suave, se le debe dar un masaje y tocar en diversas formas agradables. El punto "Extremo Medio" [6] se localiza en el centro del declive del abdomen, sobre el hueso púbico, y el punto del "Hueso Deformado" [7] se localiza a una distancia del ancho de dos dedos sobre el punto "Extremo Medio". Estos puntos crean un efecto similar de excitación con la presión o el masaje. Ahora que era muy probable que Todd se sintiera muy excitado sexualmente y tuviera una erección, no era necesario apresurarse, sino más bien demorar la pasión un poco para que aumentara.

Él y Jodi debían concentrarse ahora en aplicar presión a los puntos del "Vaso de la Concepción" [8]. Después de aplicar presión, masajear y acariciar estos puntos, debían llegar al punto perineal y se debía aplicar con el dedo presión suave, alternando con caricias y diversos tipos de tacto. (Ve el comentario de la página 88.)

En este punto, si Todd había perseverado en sus sesiones de práctica diaria, había una buena posibilidad de que tuviera una erección parcial o total. Tenía que recordar ser paciente y reconocer el valor extra de las relaciones sexuales y del goce general que se obtiene de ellas, mientras evitaba pensar en la erección en sí.

Todd y Jodi llevaron a cabo el *Shiatsu para Amantes* hasta el último detalle. Durante el primer mes, Todd informó que aún no había alcanzado una erección total, pero que había logrado una parcial después de sólo dos semanas. Sin embargo, informó de una mejoría significativa en su estado de ánimo, además de mayor serenidad y relajamiento durante el día y que se sentía más alerta y vigoroso. Sentía que era más fácil liberarse de las tensiones y preocupaciones que lo acosaban frecuentemente. Aunque aún no lograba una erección total, informó que su goce del sexo había aumentado mucho.

Después de menos de tres meses de práctica constante de aplicar presiones de Shiatsu, logró tener una erección total y disfrutar de una relación sexual completa y satisfactoria.

Aunque habían logrado su "objetivo", Todd y Jodi no dejaron de emplear las presiones. Jodi, que había descubierto el placer y el valor de las presiones para elevar su vitalidad general, además de su vitalidad y actividad sexual, también empezó a aplicarse las presiones de manera cotidiana.

Como ella también había recibido masajes y presiones en sus puntos de excitación durante la estimulación erótica que precede al acto sexual, Jodi alcanzó un nivel mucho más alto de satisfacción sexual y experiencias orgásmicas de lo que había conocido.

En una forma fácil, simple, sin esfuerzo y barata, Todd y Jodi lograron mejorar sus relaciones sexuales (y como resultado, toda su vida de casados), y aumentaron su goce y satisfacción con el sexo.

Pérdida de la libido como resultado de dejar de fumar

Pamela, una mujer soltera de 28 años de edad, recurrió al *Shiatsu para Amantes* como resultado de una pérdida de libido y de problemas funcionales durante el acto sexual. Por muchos años, Pamela había obtenido mucho placer del acto sexual y se satisfacía con facilidad. Se dio cuenta que su relación con su novio, que había durado dos años, era agradable y satisfactoria y disfrutaban de una maravillosa compatibilidad sexual.

Pamela era capaz de señalar con exactitud cuándo había empezado su problema. Había fumando desde que tenía 18 años, y hasta hacía poco, había tenido el hábito de fumar dos cajetillas al día. Después de dejar de fumar, unos cuantos meses antes, empezó a experimentar una agitación perturbadora e inexplicable. Se volvió hipersensible, irascible e irritable, pero como no se permitía desahogar su enojo en el trabajo o en la casa, lo guardó en su interior, donde la roía. Como no había otro cambio en su vida, aparte de dejar de fumar, le resultaba claro que dejar de fumar, además del deseo urgente de nicotina a que había sido adicta por tantos años, era la causa de su agitación y de la sensación de carencia que experimentaba con mucha frecuencia. Pamela declaró que no estaba preparada para usar alguna forma de tranquilizantes médicos o sustitutos de la nicotina, y sentía que podía superar este molesto periodo, hasta que su cuerpo y su alma se liberaran por completo de la necesidad de nicotina.

Sin embargo, lo que en verdad la molestaba era la pérdida de libido que había experimentado recientemente. Pamela describió su sentimiento:

"Cuando llego a casa del trabajo, en la tarde, estoy cansada por la lucha interna con la agitación que siento y por la necesidad de estar en guardia todo el tiempo para no prender un cigarrillo. Como rápidamente y tomo una siesta por un par de horas. Cuando Greg llega a casa, salimos, aunque ahora, por mi estado nervioso, salimos menos que antes o permanecemos en casa. En cierto punto, llega el momento en que vamos a la cama. Aunque Greg trata de calmarme en lo mental y lo físico, no puedo deshacerme de la tensión. En el pasado, era suficiente que me tocara para que de inmediato me sintiera interesada y excitada. Ahora, a menudo no me siento con ganas de meterme a la cama y tener sexo; siento que no tengo la paciencia para todo eso. Me molesta, ya que al final, siempre había disfrutado mucho del sexo, en especial con Greg, mi novio actual. Nunca había sucedido que no lo deseara... a menos que no me sintiera bien.

"Durante la estimulación erótica que precede al acto sexual, cuando llegamos al acto sexual, a menudo no me siento lista para el coito, aunque la estimulación erótica haya durado mucho tiempo. Me siento menos excitada que en el pasado, y a veces, me siento como con ganas de dejar todo y dormirme. No solía tener problemas para llegar al orgasmo, pero ahora a menudo tengo este problema, que hace que me sienta más agitada, ya que me doy cuenta que la satisfacción sexual siempre me relaja y me hace sentir bien. De hecho, en el pasado, me sentía llena de energía después del coito.

"Lo que sucede ahora es que en lugar de obtener goce y relajación del sexo, y de experimentar calma y liberación que me ayudaría a deshacerme de la tensión, me siento más agitada ya que no llego al orgasmo. Todo el tema de tener sexo ha empezado a ser un fastidio para mí.

"Me gustaría encontrar una forma de calmarme en general, y en forma más específica de restaurar mi libido y mi placer con el sexo. Sé que si hubiera algún tipo de técnica que pudiera ayudarme, Greg estaría muy dispuesto a cooperar."

Se recomendó que Pamela y Greg probaran las siguientes técnicas:

Ante todo, Pamela tenía que aplicar presión a tres puntos todos los días:

El punto de presión entre las cejas [23]: Pamela tenía que tratar de aplicar presión a este punto cada vez que sintiera crecer su agitación, además de después de lavarse la cara cuando se levantara en la mañana y antes de ir a acostarse en la noche. Tenía que aplicar presión gradual al punto, presionando y reduciendo la presión poco a poco, sin separar el dedo del punto, cinco a siete veces por sesión. La presión en este punto ayudaría a Pamela a disipar parte de la agitación y la tensión que sufría la mayor parte del día.

El punto de presión entre el labio superior y la nariz [24]: Se le dijo a Pamela que aplicara presión suave a este punto, presionando y disminuyendo la presión poco a poco, sin separar el dedo del punto, al menos cinco veces por sesión. Mientras aplicaba la presión, tenía que inhalar y llenar la cavidad de su pecho con calma, sin esfuerzo, y exhalar lentamente mientras reducía la presión poco a poco en el punto. Tenía que aplicar presión al punto cada vez que sintiera un aumento de la tensión, además de hacerlo en la mañana y antes de ir a dormir.

El punto de presión en el lado externo de la pantorrilla [11]: Se aconsejó a Pamela que aplicara presión a este punto al menos tres veces al día, presionando y reduciendo la presión poco a poco, sin separar el dedo del punto. Este procedimiento se tenía que repetir al menos tres veces por sesión, mientras Pamela mantenía su dedo en el punto por al menos siete segundos por vez, asegurándose de respirar profundamente y con calma. Al principio, la presión en este punto tenía que ser suave, ya que podía ser un poco dolorosa, como resultado del estado de tensión y agitación en que se encontraba. Paulatinamente, conforme disminuía la tensión como resultado de la presión diaria en el punto, experimentaría menos dolor y después podría aumentar la fuerza de la presión.

En cuanto al acto sexual: media a una hora antes de que planeara tener sexo, Pamela debía descansar por un rato, después meterse a un baño de agua caliente en que mezclara cinco a diez gotas de aceite de lavanda, nerolí o pachuli y permanecer allí por 15 a 20 minutos. Después de secarse ligeramente, se le dijo que se recostara en la cama y aplicara presión a los tres puntos ya descritos, asegurándose de respirar de manera profunda, lenta y tranquila, y prestando atención a sus sensaciones físicas.

Cuando había pasado un tiempo liberando las tensiones al aplicar presión a los puntos, Greg debía realizar un masaje lento y agradable en ella para liberar tensiones y como preparación para hacer el acto sexual, de preferencia usando aceite de almendra o de semilla de uva, con dos o tres gotas de aceite de nerolí, lavanda o pachuli.

Durante el masaje, Greg tenía que concentrarse en los siguientes puntos: Los puntos de presión en la parte baja de la espalda [19] a los que debía aplicar presión ligera a media, usando todos los dedos en las regiones de ambos lados de la columna vertebral.

Al aplicar presión a estas regiones, es posible ayudar a la excitación sexual y aumentar el deseo de Pamela. Por la proximidad de estos puntos con los genitales y el efecto relativamente rápido que aplicarles presión tiene en aumentar el deseo sexual, era buena idea incorporar las técnicas para la estimulación erótica de la pareja en esta etapa.

Durante la estimulación erótica que precede al acto sexual, se podían aplicar varios tipos de tacto al oído [21]: mordiscos, besos, chupar el lóbulo, y presionar la parte del lóbulo que está paralela a la sien, ya que tocar esos puntos causa excitación sexual y aumenta la pasión durante el acto sexual.

Tanto Pamela como Greg debían estar muy conscientes de sus cuerpos y ser pacientes. Se pidió a Pamela que se diera cuenta de su nivel de excitación y darse el tiempo para estimularse y excitarse sexualmente, sin apresurarse para hacer el acto sexual tan rápido como fuera posible; de esta forma, podía experimentar el placer por completo.

La siguiente etapa era aplicar presión al punto "Hui Yin" (el punto perineal), que es uno de los puntos más importantes para estimulación erótica y excitación sexual. Este punto se localiza entre los genitales y el ano. Después de aplicar presión suave varias veces a este punto, se debe aplicar presión a todos los demás puntos del "Vaso de la Concepción". Estos puntos son en extremo importantes para la excitación sexual y cuando se usan durante la estimulación erótica que precede al acto sexual, contribuyen de manera significativa a aumentar el estímulo antes y durante el coito.

Era muy importante para Pamela estar sintonizada con sus sentimientos, tanto físicos como psicológicos, y no apresurarse al coito antes de que estuviera lista. Greg tenía que ser paciente y animarla (incluso dejar de hacer el amor si no se sentía relajada o lista) sabiendo que lo que era bueno para ella, ¡también sería bueno para él!

Pamela y Greg practicaron el *Shiatsu para Amantes* por algún tiempo, y ella se aseguró de aplicar presión a los puntos para liberar la tensión durante todo el día. Incluso separó un poco de tiempo durante el trabajo para aplicar la presión. Como la mayor parte de la tensión, igual que la pérdida de la libido, era producto de que dejar de fumar, una situación que no fue terriblemente complicada ni prolongada, vio resultados casi de inmediato. Ante todo, se aliviaron en gran medida la tensión y la agitación que había sentido todos los días. Poco después de empezar con la práctica del Shiatsu, Pamela sintió que estaba recuperando su antigua personalidad, en la que era apasionada y disfrutaba por completo del sexo. Retirar la barrera de tensión se expresó de inmediato en su vida sexual.

Para alegría de ambos, descubrieron que como resultado del *Shiatsu para Amantes*, en especial durante la estimulación erótica que precede al acto sexual, no sólo volvió el vigor sexual de Pamela con toda su fuerza, sino que también alcanzaron nuevas alturas de placer que no habían conocido antes.

Incluso después de que dejar de fumar ya no molestó a Pamela, ella y Greg continuaron incluyendo el *Shiatsu para Amantes* en su vida sexual, todo el tiempo descubriendo nuevas formas agradables de lograr una satisfacción aun mayor. Ambos sintieron una gran mejoría en su nivel de deseo y excitación sexual, además de en la intensidad de sus orgasmos, que se volvieron un banquete sensual.

Shiatsu para Amantes durante la menopausia

Michelle, una ama de casa de 45 años de edad y madre de cuatro hijos, me contó un problema perturbador que es muy común entre las mujeres de esa edad. Michelle, que estaba en el umbral de la menopausia, tenía muchos de los síntomas que acompañan a esta etapa de la vida. Aunque sus periodos aún no habían cesado del todo, sufría de irregularidad y molestos dolores menstruales. Los bochornos que habían empezado a molestarla de vez en cuando no sólo le causaban incomodidad física, sino vergüenza, en especial cuando se le ponía la cara roja mientras estaba acompañada.

Además, estaba empezando a sentir cambios de estado de ánimo ocasionales. Era más sensible que nunca antes e incluso las situaciones más insignificantes causaban que explotara en lágrimas. Durante el día, experimentaba situaciones de pérdida de energía. También le molestaban los ataques de depresión.

Desde el punto de vista psicológico, le trastornaban mucho los cambios que tenían lugar en su cuerpo. Como si estos síntomas no fueran suficiente, su libido, que siempre había sido constante y normal, había empezado a disminuir, causando un círculo vicioso que contribuía a su sensación de que se estaba volviendo "menos femenina y sexy". La disminución de la libido causaba un problema adicional: su marido, Ray, el cual también estaba pasando por la crisis de la edad madura, estaba experimentando un aumento del deseo sexual y estaba ansioso por tener sexo con más frecuencia que antes. Esta situación creó fricción entre Michelle y Ray, ya que Michelle prefería irse a dormir sin tener sexo, mientras que Ray quería tener sexo todas las noches, y sentía, por su parte, que Michelle no lo deseaba: interpretó su indisposición para tener sexo como negarle el amor y el calor.

Cuando Michelle llegó para tratamiento, se le recomendó que utilizara el *Shiatsu para Amantes* para calmar y aliviar sus síntomas menopáusicos y para aumentar y excitar su deseo sexual. Con el fin de proporcionar a la pareja una dimensión adicional de proximidad psicológica y física, se sugirió a Michelle que ella y Ray se aplicaran las presiones del Shiatsu entre sí.

Como actividad diaria, se le dijo que comenzara con una serie de presiones en los puntos para aliviar los síntomas menopáusicos: El punto que se ubica en la parte superior de la nariz [14], y el punto que se ubica en el pie [15]. Se le dijo que aplicara presión a cada uno de esos puntos tres veces al día, y en cada una de las sesiones, aplicar presión a cada punto tres veces.

Además, por sus problemas con los periodos dolorosos e irregulares, se recomendó que para aliviar los calambres menstruales y el dolor aplicara presión al punto que se localiza debajo de la rodilla [9] y en el punto de la base de la pantorrilla [10]. Michelle aplicó las presiones por dos semanas y sólo notó resultados muy leves. Se tenían que añadir otros puntos para remediar sus síntomas menopáusicos.

Se recomendó que añadiera el punto de la "Intersección de los Tres Yins" [1] a su actividad diaria, usando la técnica del "pellizco", tres veces al día. Además, tenía que aplicar presión al punto "Chi Original" [3], el cual se ubica en el centro del abdomen, al punto "Caminar Tres Millas" [4], y al punto "Mar de Sangre" [2] (Michelle tenía que conseguir la ayuda de Ray para los dos últimos puntos). Aunque la actividad incluía muchos puntos, Michelle también tenía que añadir el punto de presión en el lado externo del muslo [13], y Ray también la podía ayudar con él.

Al principio, Michelle estaba desconcertada por el gran número de puntos a los que tenía que aplicar presión todos los días. Sin embargo, fue Ray quien la alentó a continuar con la actividad diaria. Al empezar, por el bajo nivel de energía de Michelle durante la mayor parte del día, no se sentía como para hacer el esfuerzo. Sus frecuentes cambios de estado de ánimo y su sensación de debilidad eran algo perjudicial para realizar esta acción. Sin embargo, Ray no se rendía y ofreció aplicar presión incluso a los puntos que Michelle podía haber presionado ella misma. Se aplicó presión a los puntos todos los días; la enorme motivación de Ray creó una sensación apropiada de cercanía y dependencia mutua. El contacto entre ellos también contribuyó a su proximidad, paciencia y comprensión.

Se presentaron resultados rápidos. Los bochornos de Michelle cada vez son más cortos y manejables, y ya no se le puso roja la cara. Aunque sus periodos no se volvieron regulares, ya no eran dolorosos y Michelle los superaba con facilidad. Su nivel de vitalidad mejoró hasta ser irreconocible, y sus cambios de estado de ánimo se volvieron más raros, menos extremos y más fugaces. Sus ataques de llanto incontrolable desaparecieron casi por completo.

Incluso su libido, que había disminuido mucho por los síntomas de menopausia, empezó a revivir y a equilibrarse. No hay duda que la cercanía y la cooperación entre Michelle y Ray contribuyó en gran medida a que mejorara la condición.

Gracias a la aplicación exitosa de la presión y a la revitalización de la energía, Michelle sugirió a Ray que emplearan el *Shiatsu para Amantes* para mejorar su vida sexual. Juntos aprendieron los puntos para despertar y fortalecer la libido y el sistema sexual, y poco a poco empezaron a llevarlo a su alcoba. Michelle empezó a darse cuenta que ahora que los hijos dejaban la casa, ella y Ray tenían mucho más tiempo libre, y esto podía ser un trampolín para dedicarse a nuevas actividades y satisfacer deseos que no había logrado hacer en el pasado, por la falta de tiempo y energía.

La pareja empezó a viajar por el país, a caminar como ejercicio por su vecindario todos los días y, lo mejor de todo, a experimentar un nuevo florecimiento de su vida sexual. Esto, junto con los nuevos descubrimientos y la estimulación que había producido la introducción del *Shiatsu para Amantes* en su vida sexual, y el hecho de que tenían más tiempo para ellos, hizo que su vida matrimonial fuera mejor, más fuerte y más gratificadora.

Falta de satisfacción sexual

Aunque Carly, una mujer de 25 años de edad, tenía una vida sexual activa, no la encontraba muy satisfactoria. Aunque llegaba al orgasmo, sentía que no la satisfacía bastante. Años antes, había tenido un encuentro sexual en que había experimentado un orgasmo increíble, pero en la actualidad sentía que su goce sexual no se acercaba a lo que había experimentado en ese encuentro sexual particular. Aunque por lo general disfrutaba de la cercanía y el amor entre ella y su novio, además de la estimulación erótica que precede al acto sexual, su orgasmo era débil... sólo un grado de excitación ligeramente mayor que el resto de la experiencia sexual.

Aunque ella y su pareja probaron otros métodos de estimulación y excitación sexual, además de diversas posiciones que podrían aumentar el placer orgásmico de Carly, nada cambió. Además, le molestaba necesitar tanto tiempo para llegar al orgasmo. A veces, podía estar muy excitada al empezar a hacer el amor, pero su excitación declinaba rápidamente y necesitaba un largo periodo de estimulación erótica antes del acto sexual (a veces, hasta una hora) hasta que se sentía excitada y lista para el coito. Esta situación la frustraba, pero se había resignado mucho tiempo atrás, ya que no conocía otra forma de aumentar la intensidad de su orgasmo y experimentar una excitación sexual más rápida y poderosa.

Después de que encontró las posibilidades que ofrecía el *Shiatsu para Amantes*, Carly decidió aplicar presión a varios puntos, sosteniendo que "incluso si no ayuda, es seguro que no daña". Al principio, se concentró en trabajar por sí misma.

Los puntos que decidió presionar durante las primeras etapas eran: los puntos en el oído [21]; el punto de presión en la mano [22]; el punto en la parte externa de la pantorrilla, que se ubica a una distancia de cerca de tres anchos de dedo debajo de la rótula, hacia el lado externo de la pantorrilla [11]; y el punto en la base de la pantorrilla, que se localiza en el lado interno de la pierna [10]. Escogió esos puntos por la facilidad con que podía aplicarles presión y porque parecían muy simples para comenzar.

Después de dos semanas de aplicación diaria de la presión, sintió cierto grado de mejoría en su estado general de vitalidad y un cambio ligero pero discernible en su capacidad para excitarse sexualmente. Durante la estimulación erótica que precede al acto sexual, sentía que se excitaba con más facilidad y aunque aún no había sentido un cambio apreciable en la intensidad del orgasmo, el cambio en la fuerza de su excitación y en el grado de deseo que sentía durante la estimulación erótica que precede al acto sexual, contribuían a un aumento en el placer general al hacer el amor. Una vez que experimentó los resultados positivos (aunque aún insuficientes) que el Shiatsu produjo, decidió aplicar presión a otros puntos y hacer que su pareja participara en el procedimiento, pidiéndole que presionara algunos de los puntos durante la estimulación erótica que precede al acto sexual.

Todos los días añadía los puntos al tratamiento de la frigidez. Aunque Carly no tenía frigidez, tenía razón en su elección, en primer lugar, porque estos puntos ayudan a aumentar en gran medida la libido y la excitación sexual, impidiendo que decline después de la excitación inicial, e incluso aumentan la intensidad del orgasmo; y en segundo lugar, porque la frigidez es un concepto variable y sólo la mujer misma puede definir sus sensaciones.

Si se sentía insatisfecha y sin estimulación, y su orgasmo era débil e insignificante, los puntos del *Shiatsu para Amantes* que se describen a continuación son una buena elección para ella.

Carly empezó a trabajar en los puntos del meridiano del estómago todos los días. Estos puntos se localizan junto a la región del hueso púbico [16]. También trabajó con un punto que se ubica abajo de la rótula [9]; con puntos del meridiano del hígado, que se sitúan cerca del muslo [17]; con los puntos del meridiano del bazo, que se localizan en la parte interna de la pierna, cerca de la rodilla; y con un punto sobre el tobillo [18]. Además, añadió los puntos de la parte frontal de los muslos [20], los cuales, además de aumentar el deseo y reforzar el vigor sexual, fortalecen la vitalidad de todo el cuerpo. Como es un número bastante grande de puntos, Carly los estimulaba mediante presión y masaje de las regiones frontal e interna de los muslos.

Además de la actividad diaria, que realizaba sola, le habló a su pareja de estos puntos y le pidió que los trabajara durante la estimulación erótica que precede al acto sexual y en el coito mediante acariciarlos, darles masaje y presionarlos. También le pidió que se concentrara en los puntos "distantes" para tratar problemas sexuales y ayudarla a aplicar la presión diaria a estos puntos, los cuales mejoran todos los aspectos de la función sexual, aumentan la libido y el vigor sexual, fortifican todo el cuerpo y mejoran su funcionamiento.

Su pareja aprendió el diagrama de puntos de la espalda [19], y aplicó presión con la palma de las manos, mientras Carly se recostaba en el piso. Se sentaba junto a ella, canalizando el peso de su cuerpo a la mano que había colocado en los puntos. (Ciertos puntos se estimularon por presión directa con el pulgar y el índice.) Durante la estimulación erótica que precede al acto sexual y con el fin de aumentar la intensidad de la experiencia sexual, aplicó las presiones en una forma que parecía masaje, a lo que incluía caricias y tacto, con el fin de excitar a Carly de manera sexy y tranquilizadora.

Durante la estimulación erótica que precede al acto sexual y el coito, su pareja se concentró en los puntos localizados en el meridiano del "Vaso de la Concepción" [8]. Después de que Carly experimentara los efectos benéficos de la presión en estos puntos al hacer el amor, los añadió a sus sesiones diarias con la meta de fortalecer y equilibrar todo su sistema sexual.

Las sesiones diarias de Shiatsu que Carly emprendió, además de la inclusión de los puntos al hacer el amor, se volvieron más fáciles y no le tomó mucho tiempo sentir el bienvenido cambio. Gradualmente empezó a sentir que su excitación sexual durante la estimulación erótica que precede al acto sexual se estaba volviendo más apreciable y no declinaba, como sucedía en el pasado; el nivel del estímulo se mantenía e incluso aumentaba. Carly empezó a experimentar orgasmos más y más significativos y a veces incluso algunos especialmente fuertes que no eran menos asombrosos que el que había tenido tiempo atrás. Disminuyó el tiempo que pasaba durante la estimulación erótica que precede al acto sexual con el fin de despertar su deseo sexual y su pasión, y llegó a la etapa en que se excitaba y apasionaba a menos de 20 minutos.

Para gran sorpresa de ella, cuando aplicó algunas presiones a su pareja, de manera cotidiana y al hacer el amor, él también experimentó cambios maravillosos en su funcionamiento sexual, que iban de una erección prolongada a un orgasmo mucho más intenso.

Carly se emocionó cuando logró un beneficio adicional con el que no estaba familiarizada: orgasmos múltiples, comenzando con un orgasmo ligero y continuando por una serie de orgasmos cada vez más intensos, uno tras otro. Las experiencias que había tenido como resultado de usar el *Shiatsu para Amantes*, causó que persistiera en sus sesiones diarias y la inspiró, junto a su pareja a explorar y aplicar presión a puntos adicionales. Al aplicar presión al punto perineal ("Vaso de la Concepción Uno") [8], que se localiza entre los genitales y el ano, ambos experimentaron una estimulación erótica significativamente mayor y aprendieron a usar este punto e integrarlo en diversas formas, que iban de la aplicación de la presión para causar la excitación con la lengua, hasta todas las etapas durante la estimulación erótica que precede al acto sexual y el coito. El compañero de Carly descubrió que la estimulación de este punto lo excitaba en una forma que no conocía antes, y sintió que la calidad del sexo había mejorado inmensamente desde que hallaron este punto.

En sus sesiones diarias, Carly añadió los "Puntos del Amor": el punto "Órgano de Paso" [5], que se localiza en el centro del abdomen, abajo del ombligo; el punto "Extremo Medio" [6], que se localiza en el centro del declive del abdomen, sobre el hueso púbico; y el punto "Hueso Deformado" [7], que se localiza a una distancia de dos anchos de dedo sobre el punto "Extremo Medio". Aunque la vida sexual de Carly y su pareja ya era satisfactoria y agradable, se sorprendieron al descubrir que estos puntos contribuían en gran medida a aumentar el placer sexual.

Carly sentía que el *Shiatsu para Amantes* había cambiado su vida en muchas áreas, no sólo en lo sexual. (Por supuesto, el logro de una satisfacción sexual completa cambió con seguridad la sensación general de Carly, ya que la falta de satisfacción que había experimentado en el pasado había hecho que se sintiera nerviosa y deprimida). Se sentía más alegre, más alerta y mucho más concentrada y relajada... y estos factores se manifestaban en su trabajo y en su vida personal.

Eyaculación prematura

Earl, un hombre de 26 años de edad, tenía un problema que acosa a numerosos hombres. Earl era un hombre bien parecido y un estilista muy exitoso, cuyo carisma natural, buena presentación y talento para conversar atraía a muchas mujeres. Sin embargo, a pesar de sus ventajas, tenía un problema "menor" que arruinaba su éxito con el sexo opuesto.

Entre las edades de 18 y 23 años, Earl había tenido una novia constante, habían tenido su primera experiencia sexual juntos. Por supuesto, él estaba muy nervioso la primera vez que tuvo sexo, ya que nunca había "llegado hasta el final" antes; además, como su novia era virgen, ella temía del dolor que le podía causar... y esto hizo que se pusiera nervioso. Para completar, estaban en casa de los padres de ella y se sintió incómodo. Por estas razones, la primera vez que tuvo relaciones sexuales, eyaculó muy rápido, todo sucedió a una velocidad enorme. Su novia no disfrutó nada, lo que causó angustia a Earl y sintió que como no la había satisfecho, no había "hecho su deber como hombre".

Un buen amigo de Earl, que tenía más experiencia que él, trató de alegrarlo asegurándole que sin duda se "desempeñaría" mucho mejor la siguiente vez y que tendría éxito en satisfacer a su pareja. Pero no fue así, cada vez que Earl y su novia empezaban a tener actividad sexual, su excitación era enorme, tanta que en ocasiones incluso eyaculaba antes de la penetración. Aunque trataba de satisfacer a su novia de otras maneras, no podía mantener la estimulación erótica que precede al acto sexual el tiempo necesario, ya que aumentaba su excitación y disminuía su posibilidad de impedir una eyaculación prematura. Era una situación sin salida, ya que entre más continuara la estimulación erótica que precede al acto sexual, más excitado Earl estaba, más ansioso sobre su desempeño y más rápido eyaculaba, a veces sin siquiera penetrar.

Por su ansiedad y desilusión consigo mismo, no estaba interesado en renovar su actividad sexual después de que había eyaculado y se retraía en sí mismo sintiendo arrepentimiento y remordimientos frente a su novia, que no había quedado satisfecha sexualmente. Por desgracia, como ella era tan joven e inexperimentada, no podía comprender su predicamento y aunque no lo dijo directamente, expresó su desilusión en su desempeño sexual de muchas otras formas. El sentimiento de Earl era: "Si no puedo satisfacer a mi novia, ¿de qué sirvo?" A pesar de que era una persona muy sensual por naturaleza, las relaciones sexuales empezaron a parecerle una experiencia desagradable que involucraba mucho sufrimiento mental. Como resultado, disminuyó la frecuencia con que tenían sexo.

Cuando llegó a la edad de 23 años, su novia conoció y se enamoró de otro. Earl sintió que su nuevo novio era mucho menos bien parecido y alegre que él. No podía comprender su atracción por otra persona, o por qué lo había dejado por él. La única razón obvia en que podía pensar era que al ser incapaz de satisfacerla en lo sexual, sin duda lo había abandonado por alguien cuyo desempeño en la cama era mejor.

Esto causó un golpe grave a la autoestima de Earl y desde ese momento en delante, no hizo esfuerzo alguno para buscar compañía femenina. Por su buena apariencia, Earl era muy requerido, pero, en lo hondo de su corazón, consideraba que todo el sexo femenino era amenazador. Decidió que toda mujer quería que la satisficieran en la cama, y que eso era lo más importante para ella. Por esta razón, se negaba a aceptar muchas proposiciones que le hacían.

Cuando en ocasiones aceptaba salir con alguien y terminaban en la cama, el escenario se repetía. Incluso si la mujer en la cama lo comprendía y quería continuar con la relación de todas maneras, Earl estaba seguro que "sólo quería consolarlo", y que no había posibilidad alguna de que algo serio surgiera entre ellos después que ella había sido testigo de lo que definió como su "desempeño patético en la cama". Llegó a la conclusión que no se podía hacer algo más, que no había forma de retardar la eyaculación.

Empezó a alejarse de la compañía de las mujeres. Las chicas que le agradaban y que trataban de establecer una relación más profunda con él, se volvieron "amigas platónicas". Tuvo cuidado de no ir a la cama con ellas, de manera que no descubrieran que era un "pésimo enamorado", como él lo expresó.

Una de estas mujeres, que había empezado como una amiga íntima "platónica", era practicante de acupuntura y Shiatsu. Se rehusó a aceptar su suposición pesimista de que en ninguna forma se podía cambiar la situación. Le tomó mucho tiempo convencerlo de que tratara de aplicar presión a unos cuantos puntos que en ninguna forma estaban cerca de sus genitales. La afirmación eterna de que "incluso si no ayuda, es seguro que no daña, y si no lo intentas, nunca sabrás lo que te perdiste", al final convenció a Earl.

Su amiga colocó un colchón firme en el piso y le dijo que se recostara de espaldas. Como entendía que gran parte de su problema surgía de su incapacidad para relajarse y permanecer con la "cabeza fría" durante el sexo, y ella podía discernir una ligera agitación bajo la superficie, decidió concentrarse, ante todo, en los puntos para aliviar la tensión extrema, sabiendo que si él continuaba aplicando la presión por sí mismo todos los días, sentiría los efectos benéficos de las presiones de Shiatsu y entonces se podrían enseñar otros puntos.

Mientras Earl estaba recostado en el colchón, su amiga aplicó presión al punto ubicado en el espacio entre sus cejas [23]. Le dijo que respirara profundamente y que relajara su cuerpo; utilizó el dedo índice para ejercer presión suave en el punto. Aplicó la presión en forma gradual, sosteniendo el dedo en el punto por cerca de 10 segundos, y después redujo la presión poco a poco. Sin separar el dedo del punto, repitió el procedimiento cinco veces.

Después de la presión en este punto, Earl estaba más tranquilo y su amiga pasó al siguiente punto, el que se encuentra entre el labio superior y la nariz [24].

De nuevo aplicó presión suave y gradual con su dedo índice, mantuvo su dedo en el punto por cerca de 10 segundos y después redujo poco a poco la presión. También repitió este procedimiento cinco veces, mientras se aseguraba que Earl respirara profundamente, con calma y lentitud todo el tiempo.

Después de aplicar presión a los dos puntos mencionados antes, la amiga de Earl se concentró en aplicar presión al punto en la parte externa de la pantorrilla [11]. Con el fin de medir la distancia, tomó la medida de los dedos de Earl, de manera que ella pudiera identificar la ubicación precisa del punto. Por el estado actual de desequilibrio de Earl y su agitación interna, su amiga aplicó presión muy suave, ya que el *Shiatsu para Amantes* no tiene la finalidad de lastimar de ninguna manera.

Después de esta breve sesión, Earl se sintió muy alerta, relajado y tranquilo. Su amiga le explicó que a pesar de que las presiones eran muy simples, tenía que empezar a aplicar presión a los puntos todos los días con el fin de lograr resultados a largo plazo. Le aconsejó que aplicara presión a los puntos que se mencionaron, o al menos al punto de presión entre las cejas y al que se encuentra entre el labio superior y la nariz, siempre que sintiera un poco de agitación, tensión o ansiedad (además de las sesiones diarias). Podía hacerlo mientras trabajaba en el salón de belleza, durante su tiempo de descanso, después de un largo día de trabajo o de pasar por mucha presión, para poder inducir un estado de calma, relajamiento y librarse de la agitación que acompañaba a estas situaciones. Esto podía facilitar que se liberara de la tensión y la ansiedad psicológica de manera que pudiera actuar mejor. Le explicó que se ha demostrado que estos puntos mejoran el funcionamiento sexual; después de las sesiones diarias, también podría ver los resultados positivos.

Earl aún tenía problemas para creer que unos puntos de presión tan simples pudieran resolver su problema, pero empezó a practicarlos, y disfrutó de la tranquilidad que producía y un nivel más alto de vitalidad. Experimentó un gran alivio de la tensión y la agitación que había sido una parte inseparable de su vida, y lo sorprendió descubrir que después de una semana de práctica, los dolores de cabeza que lo habían molestado al final del día empezaban a disminuir de intensidad y al final cesaron.

Al terminar dos semanas de tratamiento, la amiga de Earl añadió algunos puntos de presión más, los puntos "distantes" para tratar problemas sexuales. La meta de estos puntos era mejorar todo aspecto del funcionamiento sexual. Estos puntos, además de sus efectos benéficos en el campo de la actividad sexual, tienen un efecto variado y muy significativo, y fortifican todo el cuerpo al aumentar la vitalidad y equilibrar la condición física y psicológica de la persona.

Estos puntos, que también tienen un papel significativo durante el contacto sexual, contribuyen a aumentar la excitación sexual. Demuestran la ventaja del *Shiatsu para Amantes* sobre los tratamientos convencionales de diversos tipos. Aunque se supone que excitan a la persona, también la relajan, al efectuar un equilibrio correcto. Cuando se necesita "moderar" el nivel de excitación, lo hacen con la misma efectividad en que aumentan la excitación sexual.

La amiga de Earl le enseñó a aplicar presión al punto que se localiza en el hueco entre el pulgar y el dedo índice [22], y el punto en la base de la pantorrilla, que se localiza en el lado interno de la pierna, en la parte más baja de la pantorrilla [10]. Ella añadió el punto de la "Intersección de los Tres Yins" [1], además del punto "Mar de Sangre" [2].

Después que se presionaron los primeros puntos por cerca de dos semanas, la amiga de Earl añadió el punto "Chi Original" [3], además del punto "Caminar Tres Millas" [4]. Estos puntos se reconocen por su efecto en el sistema sexual, para equilibrar el sistema sexual de acuerdo a la necesidad del individuo y también se utiliza para fortalecimiento general y aumentar la vitalidad.

Alrededor de ese tiempo, Earl conoció a una mujer encantadora que capturó su corazón desde el primer momento. Por dos meses, a pesar de la tremenda pasión que sentían entre sí, Earl se las arregló para evitar el contacto sexual. Pero en cierta etapa, su nueva novia empezó a hacerse preguntas sobre su abstinencia. Era una persona libre y abierta, y no se avergonzaba de admitir a Earl que lo deseaba y que la sorprendía que frustrara todos sus esfuerzos por tener relaciones sexuales. Como resultado de lo abierto de su relación, tímidamente le habló a su novia sobre el problema que consideraba tan frustrante. Para su regocijo, ella comprendió la situación y la aceptó con naturalidad.

Le dio gusto saber que estaba usando el Shiatsu para resolver el problema y anunció que le gustaría aprender a aplicar la presión e intentarlo con él, de manera que pudiera ayudarlo a resolver el problema. Su paciencia, y la forma en que ella había aceptado su problema, avivó las esperanzas en Earl.

Fue la primera vez en casi dos años en que estaba de acuerdo en tener relaciones sexuales. Le preguntó a su novia que le ayudara a aplicar presión a algunos de los puntos cuando se metieran a la cama. Con el fin de reducir aún más la tensión, Earl prefirió retrasar un poco el desvestirse y su novia aplicó las presiones del Shiatsu, combinándolas con masaje y movimientos de presión. Los movimientos se hicieron cada vez más sexuales, hasta que Earl se sintió liberado y pasaron a un acto sexual lento y agradable. Para sorpresa de Earl, resistió más que en el pasado. Su eyaculación aún se presentó rápidamente, pero había cierta mejoría. Estaba sorprendido, en especial al considerar que había pasado mucho tiempo sin tener sexo y que estaba muy excitado. Sentía que a pesar de la excitación que había experimentado al ver el cuerpo desnudo de su novia, y de las sensaciones agradables del contacto que lo habían excitado al máximo, estaba mucho más tranquilo que antes, más impasible, de manera que podía controlar en mayor medida sus acciones al hacer el amor, y dar a su novia una mayor satisfacción.

Ahora que Earl tenía una pareja leal con la que podía experimentar y aplicar las técnicas de Shiatsu, ambos decidieron probar otros puntos de presión. Añadieron los puntos de presión en el meridiano del "Vaso de la Concepción" [8] durante la estimulación erótica que precede al acto sexual. La pareja se excitaba entre sí aplicando presiones firmes y manteniendo el dedo en cada punto por unos cuantos segundos, mientras combinaban la presión con contacto agradable y estimulante. Ambos experimentaron con los puntos en las partes internas y frontales de los muslos [20] con el fin de estimularse aún más entre sí, y la novia de Earl descubrió que estas presiones, además de los masajes, las caricias y el contacto oral en la región, la estimulaba, la excitaba, y hacía que su pasión alcanzara nuevas alturas. Tocar y aplicar presión al punto perineal [8] causó que ambos experimentaran sensaciones increíbles.

Después de poco tiempo, Earl tuvo éxito en lograr resultados que eran relativamente de largo alcance. Logró controlar su eyaculación por largo tiempo, e incluso llegó al punto en que llegaba al orgasmo y eyaculaba sólo después de que su novia había tenido al menos un orgasmo y a veces más. Esto encantó a Earl y le hizo sentirse como un hombre en una forma que nunca antes había sentido. Por fin sintió que se liberaba la tensión sexual que lo había acosado por tanto tiempo.

La mejoría que había ocurrido en su vida sexual afectó todos los aspectos de su vida... desde prestar más atención a la forma en que se vestía a sentirse más cómodo en el lugar en que trabajaba, donde ahora podía mantenerse firme y lograr lo que quería con mucha más seguridad en sí mismo. Se sentía como si su vida hubiera cambiado hasta resultar irreconocible. La confianza en sí mismo aumento a pasos agigantados y su creatividad, que había estado reprimida por largo tiempo, empezó a florecer.

Problemas de periodos irregulares y calambres menstruales

Una de las ventajas del *Shiatsu para Amantes* es que la presión se puede aplicar a receptores jóvenes y de edad avanzada por igual. A veces, más de un miembro de la misma familia necesita la aplicación de la presión Shiatsu con el fin de mejorar su funcionamiento físico y mental en general y la función sexual en particular.

Merrill, una mujer de 38 años de edad, había sufrido bastante durante sus periodos por muchos años. Cada mes pasaba los largos días de su periodo en agonía, reducida a un guiñapo. Sufría de dolores de espalda y del abdomen, cabello seco, quebradizo e inmanejable que era imposible acomodar, además de agitación aguda, que a veces era remplazada por depresión leve, durante la cual el más mínimo contratiempo podía trastornarla en forma desproporcionada y causar que fuera hipersensible y llorosa.

Además de su sufrimiento durante sus periodos, los días que los precedían tampoco eran un lecho de rosas. Alrededor de cinco días antes de que se presentara su periodo, Merrill empezaba a experimentar los fenómenos de agitación, hambre insaciable, un deseo extremo de alimentos dulces y un apetito mayor. La piel de su cara y del cuerpo tendía a resecarse durante los días premenstruales y todos los síntomas juntos hacían que se sintiera muy mal y deprimida. Después de estos días desdichados, llegaba su periodo, muy fuerte, y duraba al menos cinco días, a veces toda la semana.

Merrill se sometió a exámenes ginecológicos y hormonales, que no revelaron algún problema específico. Su condición se definió como "normal", pero nada de esto la ayudaba en los días en que se sentía apática, nerviosa, sensible, impaciente y adolorida.

La hija de 14 años de edad de Merrill, Vanessa, tampoco la pasaba bien durante sus periodos. Había empezado a menstruar a la edad de 12 años, pero en esos dos años sus periodos no se habían vuelto regulares, en el intervalo en que ocurrían, en el tiempo que duraban ni en la cantidad de sangrado, que variaba de periodo a periodo. Además, Vanessa tenía dolor premenstrual en los pechos, y fuerte dolor de espalda y abdominal durante el periodo, lo que desorganizaba sus actividades diarias en la escuela, en lo social y en los viajes.

Después de probar diversos métodos de tratamiento que no fueron particularmente efectivos, las dos recurrieron al *Shiatsu para Amantes*, el cual ofrece soluciones apropiadas y efectivas para equilibrar los sistemas sexual y reproductor además de todo el cuerpo (no sólo para fines de hacer el amor y la cópula).

Al principio, se ofreció a Merrill y Vanessa planes de tratamiento similares, incluyendo aplicar presión a puntos para el alivio de los calambres y dolores menstruales. El punto de presión debajo de la rodilla [9]: Se dijo a Vanessa que aplicara presión a este punto al menos dos veces al día, mientras que a Merrill, cuyos problemas habían durado mucho más tiempo, se le dijo que aplicara presión cinco veces al día durante la primera semana, y tres veces al día durante la segunda semana.

El punto de presión ubicado en la base de la pantorrilla [10]: Se aconsejó a Vanessa que aplicara presión a este punto dos veces al día, mientras Merrill tenía que hacerlo cinco veces al día durante las primeras dos semanas y tres veces al día en la tercera semana. (Es preferible usar la técnica del "pellizco").

El punto de presión que se ubica sobre la rodilla [12]: Se dijo a Merrill y Vanessa que aplicaran presión a este punto tres veces al día.

Otro punto importante con el que ambas tenían que trabajar era el punto de presión en el muslo [13], que se sabe es muy efectivo para aliviar dolores y calambres menstruales.

Se recomendó que Merrill y Vanessa se ayudaran entre sí para aplicar presión a este punto, mientras ambas estaban de pie; una tenía que aplicar presión a la otra con su mano extendida en la base de las caderas, y la presión se aplicaba en forma gradual al punto con el pulgar, el cual se mantenía en el punto por cerca de siete segundos, y después se reducía la presión poco a poco. Sin separar el pulgar del punto, Merrill y Vanessa tenían que repetir el procedimiento tres veces.

Vanessa tenía que aplicar presión a este punto tres veces a la semana, mientras que Merrill tenía que hacerlo cinco veces a la semana durante las primeras dos semanas, y tres veces a la semana después de eso.

Se le dijo a Vanessa que aplicara presión tres veces a la semana a algunos puntos más, dos semanas después de que empezara a presionar los puntos que se mencionaron antes, mientras Merrill tenía que empezar de inmediato, después de la presión de los primeros puntos, y debía asegurarse de hacerlo todos los días, tres veces al día.

Aplicar presión a estos puntos es muy efectivo e incluso si los resultados no se presentan de inmediato, terminar la sesión causará resultados muy significativos.

Estos puntos son: El punto de "Intersección de los Tres Yins" [1]: Se debe aplicar la presión en forma gradual, mantener el dedo en el punto por diez segundos y después reducir la presión poco a poco. Sin separar el pulgar del punto, se repite este procedimiento.

Merrill y Vanessa debían ayudarse entre sí para aplicar presión al punto "Mar de Sangre" [2], mientras una estaba sentada en una silla, y la otra, sentada en el piso (o en un cojín) frente a ella, cubriendo su rodilla con la mano. El punto se localiza bajo el pulgar de la "presionadora", y la presión se debe mantener en el punto por diez segundos, seguida por la reducción gradual de la presión. Sin separar el pulgar del punto, se repite este procedimiento al menos tres veces.

El punto "Chi Original" [3]: Merrill debía aplicar presión gradual a este punto con el pulgar o el índice, manteniendo el dedo en el punto por cinco a diez segundos, después reduce la presión poco a poco. Sin separar el pulgar del punto, este procedimiento se repite alrededor de tres veces.

El punto "Caminar Tres Millas" [4]: La presión se debía aplicar a este punto con Merrill sentada en un sillón y Vanessa le colocaba la mano en la rodilla. El punto se debía presionar gradualmente con el pulgar. El procedimiento de aplicar y reducir la presión poco a poco se debe repetir al menos tres veces.

Este punto es en extremo importante ya que además de aliviar los dolores y calambres menstruales, se emplea para fortalecimiento general y para aumentar el nivel de vitalidad general del cuerpo. Por esta razón, Vanessa también debía aplicar presión a este importante punto.

Con el fin de lograr resultados óptimos, rápidos y bien definidos al aliviar los dolores menstruales, tanto Merrill como Vanessa tenían que asegurarse de aplicar presión a los puntos con regularidad, apartando tiempo... incluso durante los días ocupados y llenos de tensión. Como varios días antes de su periodo, además de durante él, Merrill sufría de agitación fuerte y trastornante que interrumpía sus actividades diarias e influía en toda área de su vida, era muy importante que continuara aplicando la presión diaria a estos puntos para aliviar la tensión. La ventaja de estos puntos es su efecto relativamente rápido. Desde las primeras etapas de aplicarles presión, fueron evidentes los resultados, como reducción de la tensión diaria, además de una sensación de calma y tranquilidad que duraba todo el día, incluso sin relación directa con la agitación e hipersensibilidad de antes y durante el periodo. Es importante dedicar cierto tiempo a aplicar presión a los puntos todos los días, y no sólo cuando aparecen los síntomas molestos. Después de todo, la prevención es mejor que la cura.

Los puntos que se recomendaron a Merrill fueron: el punto de presión en la base de la pantorrilla, en el lado externo de la pierna [11] y el punto de presión entre el labio superior y la nariz [24]. La presión se debe aplicar en forma gradual a estos puntos con el pulgar o el índice, y después reducir la presión poco a poco. Los dos últimos puntos se deben presionar con suavidad, por la sensibilidad de su ubicación. Merrill debía aplicar presión ligera a cada uno al menos tres veces, manteniendo el dedo en el punto por siete a diez segundos cada vez. Sin separar el dedo del punto, debía repetir el procedimiento.

Mientras aplicaba presión a los puntos, además de hacerlo al punto de presión entre el labio superior y la nariz y al punto de presión entre las cejas, la forma de respirar es muy importante, ya que aumenta el efecto inmediato y acumulativo de la relajación; por esta razón, era importante que Merrill respirara profundamente mientras aplicaba la presión.

Merrill y Vanessa siguieron meticulosamente el plan que les habían prescrito. Al principio el plan parecía "pesado" y difícil de aplicar, en especial para Vanessa, por el gran número de puntos de presión. Sin embargo, en cuanto entraron a la rutina de las sesiones diarias, descubrieron que se requería muy poco tiempo y eran fáciles de hacer. Los primeros resultados que experimentaron fueron en sus actividades diarias, cuando notaron que menos de quince días después de empezar a aplicar las presiones, había una mejoría obvia en su estado de ánimo, en su habilidad para concentrarse (un factor muy significativo para Vanessa, una estudiante de secundaria), en su viveza y en su nivel general de vitalidad.

Su primer periodo después de que empezaran a aplicar las presiones fue más fácil, pero ambas sentían aún dolor y gran incomodidad. Sin embargo, Merrill se sentía menos molesta y agitada, incluso después de un tiempo tan breve, aunque aún tenía dolor. Durante su segundo periodo después de aplicar las presiones, Vanessa aún tenía un ligero dolor de espalda y calambres abdominales, pero eran relativamente moderados y su estado de ánimo fue bueno durante todo el periodo. Fue a la escuela y participó en todas las actividades, como en cualquier otro día. Merrill notó una diferencia significativa en la intensidad de sus dolores, además de en la duración del periodo, que ahora era más corto de lo que solía ser, con un volumen más normal de sangrado. También actuó con normalidad en esos días y aunque era más sensible que en los días normales, no manifestó su sensibilidad hacia fuera.

Con el paso del tiempo, al aplicar presión a esos puntos regularmente, Merrill y Vanessa alcanzaron la etapa en que aparte de las molestias normales, nada les impedía hacer sus actividades normales y cotidianas durante los días previos al periodo y durante el mismo. El dolor que acompañaba sus periodos disminuyó poco a poco, al igual que sus cambios de estado de ánimo, que se volvieron menos notables. Merrill dijo que aún tenía deseo de alimentos dulces unos cuantos días antes de su periodo, pero ahora estaba satisfecha con dos o tres pedazos de chocolate, y los "malos días" de comer sin control disminuyeron paulatinamente hasta que desaparecieron por completo.

Incluso después de que experimentaron una mejoría apreciable en su problema y de haber logrado su anhelado objetivo, Merrill y Vanessa continuaron aplicando presión a los puntos dos veces a la semana con regularidad, para mantener el equilibrio que habían alcanzado y por la alegría y la sensación de tranquilidad y energía que procedían de aplicar presión a los puntos Shiatsu.

El problema de bajo potencial para el placer y débil impulso sexual

Una amiga, que había usado el método y le dio un informe entusiasta, presentó a Dana, una mujer hermosa de treinta y tantos años, el *Shiatsu para Amantes*. El problema que tenía Dana era uno de los más comunes entre hombres y mujeres por igual, pero existe la tendencia (quizá justificada) de relacionarlo más con las mujeres.

Dana tenía un débil impulso sexual y un potencial muy bajo de placer sexual. El acto sexual, que es sin duda uno de los placeres de la vida y parte inseparable de la vida diaria y del matrimonio, simplemente "pasaron de largo" sin que ella experimentara una traza de placer o goce.

Por desgracia, aunque su problema está tan extendido, muchas mujeres no buscan tratamiento, tan solo porque se han "acostumbrado" a la situación y resignado, o por falta de conocimiento del placer que se puede obtener de las relaciones sexuales.

En el caso de Dana, eran normales todos los factores relevantes para disfrutar de sexo satisfactorio, como todos los demás. Sin embargo, a pesar de todo, el placer que obtenía del sexo era tan poco como para ser imperceptible. No sentía ningún placer real. Durante el coito, e incluso durante la estimulación erótica que precede al acto sexual, sentía que "estaba ahí por casualidad", sin ninguna estimulación significativa o satisfactoria.

El hecho de que no tuviera ningún trastorno físico y que todos los procesos que debían ocurrir en su cuerpo durante el coito sí tuvieran lugar, y que a pesar de todo, no tuviera placer alguno, la frustraba y la deprimía.

La falta constante de satisfacción se presentaba junto a otros síntomas, que fueron causados por ese problema; Dana se sentía apática la mayor parte del tiempo y ligeramente deprimida.

Aunque la proximidad física de su marido, sus besos, abrazos y caricias, satisfacían su necesidad de calor y cercanía física, gradualmente lo había "entrenado" para que omitiera la estimulación erótica que precede al acto sexual, lo que no le daba placer alguno, sólo la frustraba y pasar directamente al coito; de ninguna forma podía disfrutarlo, así que "bien podía terminarlo tan pronto como fuera posible".

Una buena amiga de Dana, a la que confiaba su desdicha y frustración, había probado el *Shiatsu para Amantes* con el fin de mejorar sus orgasmos débiles y poco satisfactorios durante el coito. Después de que experimentó una enorme mejoría y logró resultados fantásticos, se apresuró a compartir su maravilloso secreto con Dana y le rogó que probara unos cuantos puntos de presión con el fin de liberarse de la interminable situación frustrante en que se encontraba. Dana estaba complacida con esta sugerencia, ya que después de años de falta de satisfacción sexual, estaba lista para probar lo que fuera para cambiar la situación.

Empezó a aplicar las técnicas de Shiatsu todos los días, pero tenía miedo de contárselo a su esposo, ya que no sabía cuánto la ayudaría la aplicación de la presión y no quería levantar falsas esperanzas.

Para comenzar, Dana escogió los puntos que se usan para tratar la frigidez. Aunque no era frígida, de acuerdo a la definición popular, sentía que esos puntos podían ayudarla. Practicó asiduamente la aplicación de presión a los puntos del meridiano del estómago [16], a los puntos del meridiano del hígado [17] y a los puntos del meridiano del bazo [18]. Aplicó presión a los puntos por dos semanas, y después de algún tiempo, empezó a sentir una mejoría mínima pero perceptible. No sabía si esta mejoría era genuina o si era un resultado psicológico de aplicar presión a los puntos, pero decidió continuar y añadir más puntos.

Añadió los puntos "distantes" para hacer frente a los problemas sexuales de sus sesiones diarias, empezando con el punto en la mano [22], por su accesibilidad y la posibilidad de aplicarle presión con facilidad en cualquier lugar en que estuviera. Se aseguró de aplicar presión a los puntos ya mencionados tres veces al día y añadió el punto nuevo muchas veces al día.

Después de algún tiempo, añadió a sus sesiones diarias el punto que se localiza en la parte externa de la pantorrilla [11], además del punto en la base de la pantorrilla [10]. También aplicó presión gradual a esos puntos, manteniendo el dedo en el punto por cerca de 10 segundos y después reducía poco a poco la presión. Repitió el procedimiento en cada punto tres veces en cada sesión.

La adición de estos puntos de presión a sus sesiones diarias produjo rápidamente resultados bien definidos, aunque no en especial para su problema original. Como estos puntos tienen diversos efectos que fortalecen todo el cuerpo, Dana empezó a sentirse con más energía, más alerta, menos cansada y de mejor temperamento. Pronto también se lograron resultados tangibles en el área del sexo. Para gran sorpresa de ella, sintió un aumento en su libido; aunque todavía no alcanzaba el anhelado orgasmo, a menudo sentía que en verdad quería tener sexo y su entusiasmo aumentó enormemente antes y después del sexo. También durante la estimulación erótica que precede al acto sexual experimentó nuevas sensaciones, aunque aún eran bastante débiles, no tenía duda que había una diferencia significativa entre sus sensaciones de antes de que empezara a practicar las presiones y después.

Ahora sentía que podía comentar con su marido el nuevo método que había probado con el fin de resolver su problema. En realidad, no tenía mucha elección ya que él había notado la diferencia y le rogó que le dijera qué estaba sucediendo en su vida para causar tal transformación durante el sexo. Cuando se enteró de las presiones de Shiatsu, se emocionó mucho y le pidió que continuara. Dana solicitó su ayuda para aplicar las presiones. Ahora, la estimulación erótica que precede al acto sexual era mucho más valiosa para ella, y sentía un fuerte y genuino deseo de aumentar sus sensaciones, y le pidió a él que incluyera algunos de los puntos de presión durante la estimulación erótica que precede al acto sexual.

Dana añadió los "Puntos del Amor" a sus sesiones diarias. Son los puntos que se ubican cerca de los genitales y son muy efectivos para mejorar el funcionamiento sexual y aumentar el vigor sexual y la libido. Aplicaba presión tres veces al día al punto "Órgano de Paso" [5], al punto "Extremo Medio" [6] y al punto "Hueso Deformado" [7].

Cuando Dana y su esposo incluyeron presiones en esos puntos durante la estimulación erótica que precede al acto sexual y en el coito, descubrieron que esto excitaba a Dana en una forma que nunca antes había sentido y aunque todavía no llegaba al orgasmo, empezó a obtener un enorme placer del acto sexual y, en especial, de la estimulación erótica que precede al acto sexual. Habían empezado a agitarse dentro de ella sensaciones que antes le eran desconocidas, anhelos y pasiones que no la caracterizaban.

Muchas veces, incluso se sentía cerca del orgasmo y esperaba que mediante el *Shiatsu para Amantes*, que ya había demostrado su efectividad, también lograría un orgasmo.

Su apetito sexual aumentó increíblemente, causando un renacimiento en sus relaciones con su marido. Al mismo tiempo, empezó a sentirse más sexy y atractiva, y esto era evidente en el cambio que tuvo lugar en la forma en que se vestía; remplazó su vestuario conservador con ropa más halagadora y atractiva, y prestó más atención a su apariencia general.

Dana continuó aplicando las presiones del Shiatsu diligentemente, pero ahora sólo lo hacía dos veces al día, añadiendo el punto de presión sobre el lóbulo de la oreja [21]. Como ella sentía que este punto era una ayuda obvia para aumentar su libido, le pidió a su marido que se concentrara en su oído durante la estimulación erótica que precede al acto sexual. Descubrió que soplar, mordisquear o chupar su oído la excitaba y estimulaba, y causaba que fuera más activa y decidida durante el coito.

Poco a poco, junto con el apoyo y comprensión de su marido, añadió a sus sesiones diarias los puntos para despertar el deseo sexual que se localizan en la espalda [19]. Su marido aplicó presión media con todos sus dedos a ambos lados de la columna vertebral. Una vez al día, aplicaba las presiones al cuerpo de ella, y antes de que se acostaran, las volvía a aplicar a su cuerpo desnudo una vez más, mientras la excitaba y la dirigía a hacer el amor apasionadamente.

Mientras aún aplicaba presión a los puntos y daba masaje a la espalda de Dana, cuando sentía que empezaba la excitación sexual de ella, la volteaba suavemente poniéndola de espalda y aplicando con suavidad presión al punto "Órgano de Paso", al punto "Extremo Medio" y al punto "Hueso Deformado". Después alcanzaba lentamente el punto "Vaso de la Concepción Uno" [8], que se localiza entre los genitales y el ano; lo estimulaba suavemente alternando presión y reducción de la misma. La presión en este punto casi enloquecía a Dana, y la excitaba salvajemente. Pero su marido sabía que era posible aumentar la pasión aún más y después de excitar este punto, continuaba con los siguientes puntos del meridiano del "Vaso de la Concepción", el cual pasa por la línea central de la parte baja del abdomen. El marido de Dana los estimulaba aplicando presión firme y manteniendo el dedo en cada punto por unos segundos, mientras besaba y acariciaba el cuerpo de Dana con el fin de impedir que las presiones resultaran demasiado "técnicas".

Además, aplicar presión a los puntos de las partes internas y frontales de los muslos [20] estimulaba mucho a Dana, en especial cuando su marido alternaba las presiones con masaje, caricias o mordiscos en el lugar.

Después de los puntos en los muslos, Dana se sintió lo bastante excitada y encendida para iniciar la transición al coito.

La primera vez que alcanzó el orgasmo, estaba tan sorprendida y emocionada que casi lloró. Nunca antes había creído que el sexo pudiera proporcionar un placer tan enorme y vibrante.

Al persistir en sus sesiones diarias, el placer que obtenía del sexo creció y en la actualidad goza de una vida sexual agradable y satisfactoria en todo sentido.

Títulos de esta Colección

Ananga Ranga. Ilustrado. *K. Malla*

El Jardín Perfumado. Ilustrado. *J. Nefzawi*

Kama Sutra. Ilustrado. *M. Vatsyáyána*

Shiatsu para Amantes. *Nathan B. Strauss*

Todo sobre el Orgasmo. *Tara Barker*

Impreso en Offset Libra

Francisco I. Madero 31

San Miguel Iztacalco,

México, D.F.